Schlafexperte Guy Meadows verfolgt einen radikal neuen Ansatz in der Schlaftherapie: Seine Patienten lernen, mit ihren negativen Gedanken zu leben. Mit Hilfe der Akzeptanz- und Commitmenttherapie zeigt er, wie man Schlafstörungen – egal wie gravierend – kurieren kann, indem man seine Gedanken beobachtet und akzeptiert, statt gegen sie anzukämpfen, was die Schlaflosigkeit nur verschlimmert. Das Geheimnis guten Schlafs ist letztlich so einfach: Nur wer loslässt, kann auch schlafen!

Dr. Guy Meadows ist Schlafphysiologe und promovierte am Imperial College in London. Seit zwölf Jahren beschäftigt er sich mit dem Thema Schlaf, seit acht Jahren widmet er sich ausschließlich der Therapie von Schlafstörungen. Er hat als Erster die Akzeptanz- und Commitmenttherapie in diesem Bereich eingesetzt. 2009 gründete er die Sleep School in London; in Großbritannien gilt er als *der* Schlafexperte.

Dr. Guy Meadows

SCHLAF GUT!

Das Geheimnis erholsamer Nachtruhe

Aus dem Englischen
von Diane von Weltzien

Rowohlt Taschenbuch Verlag

7. Auflage April 2026
Veröffentlicht im Rowohlt Taschenbuch Verlag,
Rowohlt Verlag GmbH, Kirchenallee 19, 20099 Hamburg
Deutsche Erstausgabe
Zuerst veröffentlicht im Rowohlt Taschenbuch Verlag,
Reinbek bei Hamburg, Februar 2016

Die englische Originalausgabe erschien 2014
bei Orion Books, London, unter dem Titel
«The Sleep Book. How to Sleep Well Every Night»

Umschlaggestaltung ZERO Werbeagentur, München
Umschlagabbildung FinePic, München
Satz Albertina MT, PostScript, InDesign
bei CPI books GmbH, Leck
Printed in Germany
ISBN 978-3-499-63109-2

Kontaktadresse nach EU-Produktsicherheitsverordnung:
produktsicherheit@rowohlt.de

Inhalt

EINFÜHRUNG

Das Schlafprogramm der Sleep School

«Wie schläft man bloß ein?
Ich fürchte, ich habe vergessen, wie das geht.»
DOROTHY PARKER

Wenn man jemanden, der keine Probleme mit dem Schlafen hat, fragt, was er tut, um gut einzuschlafen, wird er vermutlich die Schultern zucken und sagen: «Gar nichts.» Gute Schläfer legen einfach ihren Kopf auf das Kissen; wenn sie aufwachen, dann drehen sie sich vielleicht um, trinken einen Schluck Wasser oder gehen auf die Toilette, aber im Wesentlichen schlafen sie, ohne darüber nachzudenken.

Erkundigt man sich bei einem an Schlaflosigkeit Leidenden, was er tut, um einzuschlafen, erhält man in der Regel eine lange Liste mit allem, was er am Tage tut, wie er sich vor dem Zubettgehen entspannt, was er nachts macht und wie er bei all seinem Aktionismus doch nicht schläft.

Das ist doch ungerecht, oder? Tatsächlich werden dem Schlaflosen die meisten empfohlenen Mittel gegen Schlaflosigkeit nicht helfen, wenn er sich allein auf sie beschränkt, denn die gängigen Methoden verlangen, dass er etwas tut, zielen darauf ab, dass er die Schlaflosigkeit bekämpft, indem er irgendetwas in seinem Leben verändert. Als Schlafloser will man genau das hören, denn man will ja nichts lieber, als den durch Schlafmangel bewirkten Qualen aktiv ein Ende zu setzen. Viele dieser Vorschläge – langes Aufbleiben, die Einschränkung von Alkohol- und Koffeingenuss und Entspannungsübungen vor dem Schlafengehen – hören sich zwar durchaus vernünftig an, doch letztlich tun sie nichts anderes, als die Schlaflosigkeit auf einen Sockel zu heben.

Auf einmal geht es beim Schlafen vor allem darum, irgendetwas zu tun. Doch für normale Schläfer ist Schlafen vollkommen mühelos. Falls Sie zu den Menschen gehören, die solche Ratschläge befolgt haben, sich aber immer noch hellwach im Bett von einer Seite auf die andere wälzen, dann kommt nun vermutlich noch ein gehöriges Maß an Verwirrung, Frustration und Angst hinzu, das Ihren Schlaf in immer weitere Ferne rückt.

Bestimmt hat man Ihnen zugesichert, dass Sie einschlafen werden, sobald Sie Ihrem Grübeln Einhalt geboten, Ihre Ängste abgebaut und die Kontrolle über Ihr Herzklopfen erlangt haben, weil Sie dann entspannter sind und leichter in den Schlaf finden. Zwar stimmt es, dass diese Faktoren das Einschlafen verhindern, aber sie sind trotzdem nicht das eigentliche Problem. Das zwanghafte Ringen um den Schlaf ist das Problem.

Denken Sie an die Male, die Sie die ganze Nacht mit dem Schlaf gekämpft haben, um dann endlich kurz vor dem Weckerklingeln einzuschlafen. Wenn man einen schlechten Schläfer fragt, warum er ausgerechnet in diesem Moment eingeschlafen ist, wird er antworten, dass die Nacht ohnehin nicht mehr zu retten war und es folglich keinen Sinn mehr hatte, sich anzustrengen. Zwar ist diese Situation für jeden Schlaflosen unerträglich, doch aus Sicht der Schlafforschung ist sie absolut erhellend.

Von dem, was mir Menschen wie Sie erzählen und von meinen eigenen Schlaflosigkeitsschüben habe ich gelernt: Wer sich das Ziel setzt, seine Schlafstörungen loszuwerden, der sorgt paradoxerweise ausgerechnet dafür, dass sie sich verfestigen.

Um gut zu schlafen, braucht es nicht mehr, als ins Bett zu gehen und den Kopf aufs Kissen zu legen. Das Geheimnis guten Schlafs liegt darin, genau das wieder zu lernen – nichts zu tun.

Ausgerüstet mit dem Wissen, dass erfolgreiche Schläfer nichts tun, haben wir in der Sleep School ein Fünf-Wochen-Programm entwickelt, das die Qualität Ihres Schlafs grundlegend verbessert. Wir meinen, Schlafen muss kein Kampf sein. Wir zeigen Ihnen, wie Sie das Ringen um Schlaf einstellen, sich dem stellen, was Sie vom Schlafen abhält, sich regelmäßig gesunden Schlafes erfreuen und Ihre Lebensfreude wieder vergrößern.

Wenn Sie gut schlafen möchten, dann müssen Sie sich wieder so verhalten, wie jeder normale Schläfer es tut. Im Fünf-Wochen-Programm lernen Sie daher:

- Nichts zu tun, das Kämpfen einzustellen.
- Zwanghaftes Einschlafenmüssen aufzugeben.
- Gedanken und Gefühle ohne Wertung zu beobachten.
- Achtsamer zu werden und mehr im Jetzt zu leben.
- Sorgen und Ängste anzunehmen und mit ihnen zu spielen.
- Ihr neues Schlafmuster festzulegen.
- Nachts im Bett zu bleiben und von der Erholung durch nächtliches Ausruhen zu profitieren.
- Ein normaler Schläfer zu werden.
- Guten Schlaf beizubehalten.

«Wenn gut schlafen so einfach ist, wieso brauche ich dann ein Programm, das ich abarbeiten muss?», höre ich Sie fragen. Wie ich im weiteren Verlauf dieses Buches noch erklären werde, sind wir Menschen darauf programmiert, für unsere vermeintlichen Probleme Lösungen zu finden, ob nun auf der praktischen, der emotionalen oder der mentalen Ebene. Doch mit dieser Herangehensweise kann man Schlaflosigkeit nicht «reparieren». Stattdessen müssen wir begreifen, wie der Geist funktioniert und wie er sich ausruht, damit wir uns lieber mentaler und emotionaler Fähigkeiten wie Achtsamkeit und Annehmen bedienen, statt die ideale Schlafumgebung schaffen oder uns auf speziellen Entspannungstechniken verlassen zu wollen. Schließlich werden uns nicht immer und überall das gleiche Bett und das gewohnte Lavendelduftschaumbad zur Verfügung stehen, dennoch möchten wir auch dann schlafen. Das ist es, was diese Schlafkur von anderen unterscheidet: Sie will uns die Möglichkeit eröffnen, wieder ganz normal zu schlafen.

Das Programm der Sleep School ist eine höchst wirksame, zu hundert Prozent natürliche Herangehensweise, die Sie innerhalb von fünf Wochen besser schlafen lässt.

Dieses Buch ist für jeden gedacht, der um guten Schlaf kämpfen muss, ob er nun Mühe hat, in den Schlaf zu finden oder ohne Unterbrechung durchzuschlafen, oder ob er morgens zu früh aufwacht. Falls Ihre Schlaflosigkeit von einem medizinischen oder psychologischen Leiden verursacht wird oder damit in Zusammenhang steht, könnte unsere Herangehensweise einen neuen Weg darstellen, sie zu überwinden. Es spielt keine Rolle, ob Sie sich seit vier Tagen oder vierzig Jahren mit Ihrem Schlafproblem quälen, die Methode der Sleep School kann Ihre Schlafqualität erheblich verbessern.

Sie werden sich schon allein deshalb um einiges besser fühlen, weil Sie einen ersten Schritt tun, um Ihre Schlaflosigkeit zu verstehen. Während der verbleibenden Wochen des Programms werden Sie dann erleben, wie Sie immer besser schlafen. Wichtig ist es dabei, nicht zu vergessen, dass es sich um einen sanften Prozess zurück zu natürlichem Schlaf handelt; den Schlaf erzwingen zu wollen, würde ihn lediglich in noch weitere Ferne rücken.

Wir haben bereits über tausend Schlaflosen geholfen, wieder gesunden, medikamentenfreien Schlaf zu finden, und wir können auch Sie darin unterstützen.

«Wenn man tief im Loch der Schlaflosigkeit steckt, kann man alleine kaum einen Ausweg finden. Die Sleep School half mir, mich zu beruhigen und nicht ständig in Gedanken bei meiner Schlaflosigkeit zu sein; das war bereits der erste Schritt zur Lösung des Problems. Jetzt stehen mir eine mentale Strategie und Übungen zur Verfügung, mit denen ich dem Schlaf neu begegne. Zwar leide ich noch immer gelegentlich unter anfallartiger Schlaflosigkeit, doch diese mentale Ermächtigung hat mir mehr geholfen als andere Schlafhilfen oder ‹traditionelle› Medikamente.»

MARK, OREGON/USA

Ein revolutionärer, neuer Ansatz

Eine unserer wichtigsten Methoden ist eine Therapie auf der Basis von Akzeptanz und Selbstverpflichtung (Fachbezeichnung:

Akzeptanz- und Commitmenttherapie – ACT)[1]. Diesem psychologischen Ansatz liegt die wissenschaftlich erarbeitete Erkenntnis zugrunde, dass wir mit unserem Ringen oder durch unsere Reaktion auf Schmerz und Leid beides nur verschlimmern. ACT fördert die mentale Beweglichkeit, Offenheit und Neugier, und wir lernen, negative Gedanken und Gefühle zu beobachten, zu akzeptieren und loszulassen, statt uns ihnen krampfhaft entgegenzustellen.

Die Sleep School hat mit der Einbindung von ACT in die Bekämpfung chronischer Schlaflosigkeit Pionierarbeit geleistet, denn nach unserer Auffassung ist es das krampfhafte Ringen, das Schlafstörungen verschlimmert. Der traditionelle Ansatz, um Schlaflosigkeit zu behandeln, etwa mittels kognitiver Verhaltenstherapie, konzentriert sich darauf, die mit schlechtem Schlaf in Verbindung gebrachten Symptome zu beseitigen. So sollen etwa Ihre Gedanken blockiert oder Ihre Angstgefühle aufgelöst werden. Im Ringen um den Schlaf neigen jedoch Gedanken und Angstgefühle ausgerechnet dazu, mit größerer Kraft und vermehrt zurückzukehren. Sie investieren Ihre Energie also ungewollt in etwas, das Sie loswerden wollen, statt in etwas, das Sie erlangen möchten, nämlich guten Schlaf.

Das ACT-Modell akzeptiert es als etwas vollkommen Natürliches, dass Sie den durch Schlaflosigkeit verursachten Schmerz und das einhergehende Leid loswerden wollen. Kein Mensch mag es, die ganze Nacht lang wachzuliegen und am Tag vollkommen erschöpft zu sein. Doch das Modell will in Ihnen auch die Erkenntnis wecken, dass das Ringen um die Kontrolle über den Schlaf und jegliche Vermeidungsstrategien das Problem auf lange Sicht nur verschlimmern. Wenn Sie das Wort «Akzeptanz» hören und meinen, ich will Sie überreden, sich mit Ihrer Schlaflosigkeit abzufinden, dann haben Sie recht – jedoch nicht so, wie Sie meinen.

Resignation ist ein negativer Zustand, der Sie Ihre Situation akzeptieren lässt, ohne etwas gegen sie zu unternehmen, und das ist es *nicht*, was ich meine. Akzeptanz hingegen ist ein positiver Akt, in dem Sie sich willentlich entscheiden, nichts zu tun, weil dies gegenwärtig die hilfreichste Herangehensweise ist, um des Problems Herr zu werden. Das Fünf-Wochen-Programm der Sleep School wird Sie darin unterstützen.

Bevor wir anfangen, will ich Ihnen von meiner eigenen überraschenden Begegnung mit der Schlaflosigkeit erzählen. Sie ereignete sich ausgerechnet, nachdem ich als Schlafphysiologe jahrelang selbst das Thema Schlaf erforscht hatte und selbst immer ein guter Schläfer war. Diese persönliche, schmerzhafte Erfahrung mit der Schlaflosigkeit veranlasste mich letztlich dazu, die revolutionäre Methode der Sleep School zu entwickeln.

Ich war nie hundertprozentig zufrieden mit den traditionellen Methoden und Hilfsmitteln der Schlafförderung, derer ich mich zu Beginn meiner Schlafberatung bediente, auch wenn viele von ihnen auf substanziellen Forschungsergebnissen beruhen. Um es kurz zu machen: Sie verhalfen nicht all meinen Klienten zu der Menge an Schlaf, die ich mir für sie wünschte oder, was noch wichtiger ist, die *sie* sich wünschten.

Da ich eifrig darauf bedacht war, neue Wege in der Schlaflosigkeitsbekämpfung zu finden, entschloss ich mich, an mir selbst zu experimentieren und meine eigenen Schlafmuster zu erforschen. Ich hielt mich für das ideale Versuchskaninchen, denn ich war selbst ein guter Schläfer, mir gelang mühelos das, wonach alle Schlaflosen sich sehnten.

In meinem Leben drehte sich von da an alles um Schlaf: Tagsüber hörte ich mir an, was meine Klienten über ihre Schlaflosigkeit berichteten, und nachts richtete ich meine ganze Aufmerksamkeit auf mein eigenes Schlafverhalten. Ich war mir sicher, dass ich auf diesem Wege wichtige Erkenntnisse erlangen würde. Doch dann machte sich eines Nachts der Gedanke in mir breit: «Und was ist, wenn ich selbst unter Schlaflosigkeit zu leiden beginne?»

Zum ersten Mal in meinem Leben konnte ich nicht einschlafen, weil es mir nicht gelang abzuschalten. Ich versuchte, die ungewohnte Erfahrung mit einem Lachen abzutun, in der Hoffnung, es würde vorübergehen, doch stattdessen kamen mir Gedanken wie dieser in den Kopf: «Ich bin der Typ, der anderen hilft, Schlaf zu finden, und kann jetzt nicht einmal mehr selbst schlafen!» Mit jedem neuen Gedanken verspannten sich meine Muskeln mehr, meine Atmung wurde flach, mein Körper ruhelos, und alle Müdigkeit, die ich gerade noch verspürt hatte, entglitt mir.

Ich war also nicht nur hellwach, ich machte mir auch Sorgen, und das machte alles noch viel schlimmer. Ich versuchte, ruhig zu bleiben, und nutzte selbst nun all die Hilfsmittel, die ich meinen Klienten empfahl. Ich machte Tiefenatmung, spannte meine Muskeln abwechselnd an und entspannte sie wieder, versuchte meinen Geist zu leeren und redete mir ein, alles würde wieder gut. Aber nichts funktionierte.

In den frühen Morgenstunden schlief ich endlich ein, doch als ich aufwachte, lauerte bereits wieder die Angst vor der Schlaflosigkeit in meinem Kopf. Während des Tages versuchte ich, sie zu ignorieren und mich mit anderem zu beschäftigen in der Hoffnung, dass die Angst von alleine wieder verschwinden würde. Doch sie begleitete mich den ganzen Tag lang und wuchs noch mehr, als ich am Abend meinen Kopf auf das Kissen legte.

Ich versuchte alles, angefangen vom heißen Bad bis hin zur warmen Milch. Doch mit jedem Scheitern verdichtete sich in mir der Gedanke: «Du bist der Schlafexperte, du solltest das Problem beheben können!» Innerhalb kürzester Zeit hatte mich nicht nur die Schlaflosigkeit fest im Griff, sondern auch die Angst vor ihr. Alle Anstrengungen, die ich auf mich genommen hatte, um schlafen zu können, waren vergebens gewesen, und dann kam die Erleuchtung: Vielleicht hatte ich mich zu sehr angestrengt.

Ich kehrte zurück zu dem Augenblick, als ich noch gut geschlafen hatte, um herauszufinden, wie ich es angestellt hatte. Was hatte ich dazu getan? Um ehrlich zu sein, nichts Besonderes. Um einzuschlafen, hatte ich nichts getan, als die Augen zu schließen – es gab keine besonderen Entspannungsübungen, kein Aufstehen mitten in der Nacht, keine besondere den Schlaf fördernde Ernährung und schon gar keine Medikamente. Mir wurde klar: Wenn ich wieder normal schlafen wollte, dann musste ich trainieren, wieder das zu tun, was gute Schläfer tun, und das ist eben nichts. In meinem Körper machte sich ein Gefühl von Erleichterung breit, als hätte ich ihm erlaubt, vom Kampf zurückzutreten, und schon bald danach war mein Schlafverhalten wieder normal.

Diese Erfahrung war für mich äußerst erhellend und verschaffte mir eine vollkommen neue Perspektive. Ich erkannte, warum traditionelle Lösungsansätze nicht wirklich erfolgreich sind, und entschloss mich, für die Überwindung von Schlaflosigkeit einen Ansatz zu entwickeln, der auf das Ringen mit dem Schlaf verzichtet.

Das in diesem Buch vorgestellte Programm ist das Endergebnis dieser Arbeit und hat inzwischen über tausend chronisch

Schlaflosen geholfen, zurück zu gutem, natürlichem, regelmäßigem Schlaf zu finden. Es kann auch Ihnen helfen!

In fünf Wochen zum Schlafweltmeister

WOCHE 1 ◉ ENTDECKEN ... warum man aufhören muss zu kämpfen, um mit dem Schlafen anfangen zu können

Gut zu schlafen fühlt sich wunderbar an, und wir alle sind fähig, nachts ausreichend zu schlafen. In dieser Woche wollen wir uns mit den am weitesten verbreiteten Auslösern und den Symptomen von Schlaflosigkeit befassen und damit, wie ausgerechnet Ihr Versuch, sie loszuwerden, Ihre Schlaflosigkeit ungewollt und auf lange Sicht verfestigt haben könnte.

Menschen, die unter Schlaflosigkeit leiden, sind manchmal unglaublich einfallsreich: Die meisten von ihnen haben alles, aber auch wirklich *alles* versucht, um wieder gut schlafen zu können – ohne dass es sich für sie ausgezahlt hat. Hier fordern wir Sie auf: Kämpfen Sie nicht weiter gegen die Schlaflosigkeit an und probieren Sie die wirkungsvolle Methode der Sleep School.

WOCHE 2 ◉ AKZEPTIEREN ... was nicht zu ändern ist

Um wieder normal zu schlafen, sollten Sie akzeptieren, dass Sie mit Schlaflosigkeit kämpfen. Wir erklären Ihnen, wie wir Kontrolle und Akzeptanz verstehen, und helfen Ihnen, beides so einzusetzen, dass Sie Ihrem Ziel – gutem Schlaf – näher kommen. Sie werden die erste Technik kennenlernen, die Sie während des Tages üben und derer Sie sich abends bedienen, wenn Sie nicht schlafen können: Wie man mit Achtsamkeit in der Gegenwart statt in der Vergangenheit lebt und sich keine Sorgen über die

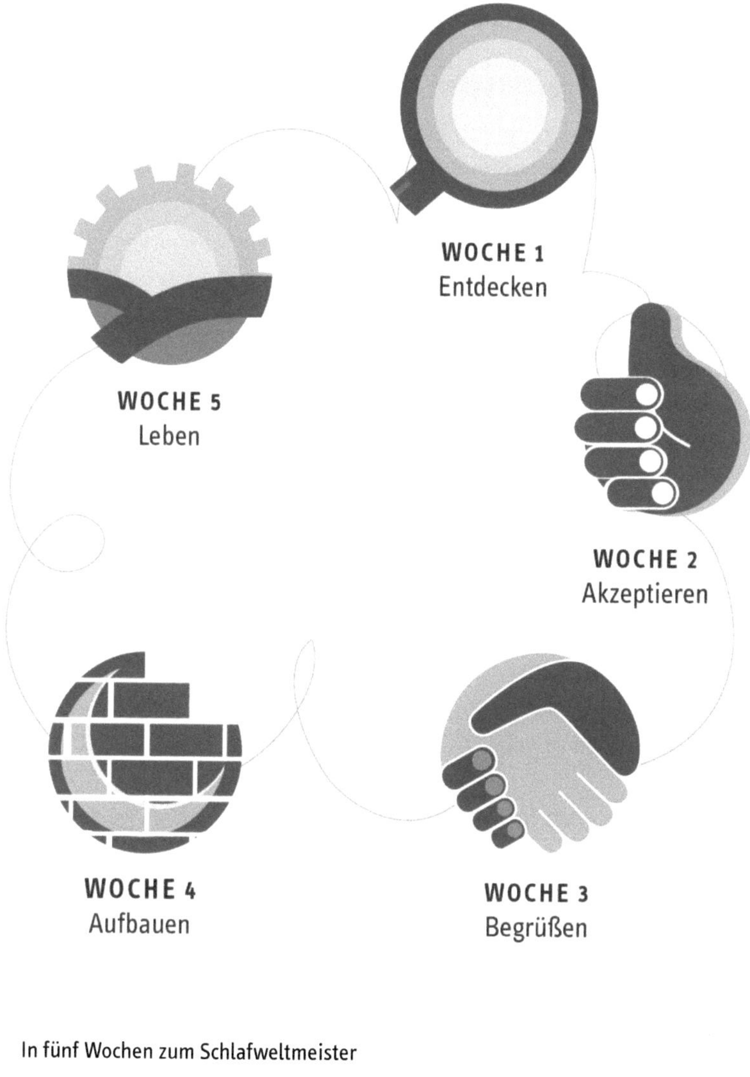

In fünf Wochen zum Schlafweltmeister

Zukunft macht. In dieser Woche trainieren Sie, Beobachter zu sein, statt sich vom Wirbelwind Ihrer Gedanken vereinnahmen zu lassen.

WOCHE 3 ◉ BEGRÜSSEN ... was sich in Geist und Körper zeigt

In dieser Woche lernen Sie, all die unerwünschten Gedanken, Emotionen, Körperempfindungen und Bedürfnisse wahrzunehmen, die in Ihrem Geist an die Oberfläche kommen, wenn Sie nicht schlafen können. Sie lernen, Ihre Gedanken anzusehen und zu entscheiden, welchen Sie folgen wollen, statt sie sich alle miteinander zu eigen zu machen. Außerdem lernen Sie, Raum zu schaffen für den Schmerz und das Unbehagen der Schlaflosigkeit, statt gegen sie zu kämpfen und sie damit nur weiter zu verstärken.

WOCHE 4 ◉ AUFBAUEN ... des neuen Schlafmusters

Nun, da Sie begonnen haben, Ihre Schlaflosigkeit zu akzeptieren und nicht mehr gegen sie zu kämpfen, bauen Sie sich diese Woche neue Schlafmuster auf. Sie stellen fest, genau wie viel Schlaf Sie wann brauchen. Sie benehmen sich wieder wie ein normaler Schläfer und nehmen wirkungsvolle und konstruktive Veränderungen in Ihrer Lebensweise vor.

WOCHE 5 UND DARÜBER HINAUS ◉ LEBEN ... den Tag voll auskosten und nachts gut schlafen

In dieser Woche konzentrieren Sie sich darauf, Ihr Leben so zu führen, wie Sie es möchten, statt sich in einer endlosen Schlacht mit Ihrer Schlaflosigkeit zu verlieren. Sie finden heraus, dass Sie leichter schlafen, wenn Sie Ihr Leben voll und ganz auskosten. Damit Sie auf dem rechten Weg bleiben, erhalten Sie Tipps, wie

Sie guten Nachtschlaf aufrechterhalten und wie Sie eventuell einer auftretenden Schlaflosigkeit begegnen.

Wie dieses Buch zu nutzen ist

Das Fünf-Wochen-Programm basiert auf der Arbeit, die der Therapeut in der Sleep School mit dem Klienten leistet. Jede der fünf Wochen trägt dazu bei, Ihr Gehirn wieder auf natürlichen, tiefen, erfrischenden und regelmäßigen Schlaf zu trainieren.

Der nachfolgende Fragenkatalog verschafft Ihnen Aufschluss über die Stärken und Schwächen Ihres Schlafs und darüber, welcher Abschnitt des Programms für Sie am wichtigsten sein könnte. Nehmen Sie sich für jede Programmeinheit wenigstens eine Woche vor, damit Sie genug Zeit haben, den Text gründlich zu lesen und die Übungen zu machen. Manche Übungen sind besser auf Ihre Bedürfnisse zugeschnitten als andere, und so könnten Sie während der Schlafkur vor allem die Übungen machen, die bei Ihnen die beste Wirkung zeigen.

Das Kapitel «Woche 4: Aufbauen» ist sicherlich der Abschnitt, der Sie am meisten interessiert, denn schließlich wollen Sie so schnell wie möglich wieder ein normales Schlafmuster aufbauen. Doch er wurde mit Absicht in den hinteren Teil des Buches gerückt, damit Sie Zeit haben, sich darauf zu konzentrieren, wie sich Ihre Einstellung zum Schlafen verändert, bevor Sie Veränderungen in Ihrem Schlafverhalten vornehmen.

Frühere Klienten profitierten am meisten, wenn sie zunächst fortlaufend die Beschreibungen für alle fünf Wochen durchlasen. Doch wenn Sie die Thematik einer bestimmten Woche besonders anspricht, können Sie auch zuerst deren Beschreibung durchlesen und dann später zu den anderen zurückkehren.

Wir schlagen vor, dass Sie für jeden Schritt eine Woche veranschlagen, doch am besten ist es, wenn Sie Ihre eigene Geschwindigkeit finden und sich daran halten. Wenn es Wochen gibt, zu denen Sie zurückkehren wollen, nur zu: Es wird Ihnen helfen, das Gelernte zu festigen und Ihren Schlaf auf lange Sicht zu verbessern.

In jeder Woche wird eine Fallgeschichte umfassend beschrieben. Sie dient dazu, einige typische Probleme, die Ihnen vielleicht begegnen werden, und ihre Lösungen aufzuzeigen. Die Personen der Fallgeschichten wurden aus den Berichten verschiedener realer Klienten der Sleep School zusammengesetzt.

Einige der Aspekte in diesem Buch werden für Sie vollkommen neu sein, und manche Vorschläge befinden sich möglicherweise im Widerstreit mit dem, was Sie vorher gelesen oder praktiziert haben. Daher wird es Ihnen helfen, wenn Sie jede Woche mit größtmöglicher Offenheit angehen.

Schlaflosigkeitstest der Sleep School

Bitte lesen Sie sich die Sätze des Katalogs durch und verwenden Sie die folgende Vier-Punkte-Skala, um eine Aussage über Ihre gegenwärtigen Schlafmuster zu treffen. Machen Sie den Test auf einer Kopie, damit er Ihnen am Ende des Programms noch einmal zur Verfügung steht:

0 Nie zutreffend
1 Manchmal zutreffend
2 Häufig zutreffend
3 Immer zutreffend

WOCHE 1 ◉ ENTDECKEN	
Ich kämpfe unablässig, um die Kontrolle über die Qualität meines Schlafes zu erlangen.	0 1 2 3
Ich verstehe nicht, wie sich meine Schlaflosigkeit entwickeln konnte und/oder warum sie fortbesteht.	0 1 2 3
Ich probiere ständig Neues aus (z. B. Rituale, Hilfsmittel oder Tabletten), um meinen Schlaf zu verbessern, doch nichts hilft auf lange Sicht.	0 1 2 3

WOCHE 2 ◉ AKZEPTIEREN	
Ich denke immer über vergangene schlechte Nächte nach oder sorge mich über zukünftigen Schlaf und habe Mühe damit, meine rasenden Gedanken nachts abzuschalten.	0 1 2 3
Ich wechsle ständig von einem Thema zum nächsten und habe am Tag Schwierigkeiten damit, meine Konzentration aufrechtzuerhalten.	0 1 2 3
Mir ist klar, dass ich oft wenig hilfreich reagiere, wenn es darum geht, meinen Schlaf zu verbessern.	0 1 2 3

WOCHE 3 ◉ BEGRÜSSEN	
Ich habe oft negative Gedanken im Hinblick darauf, wie mein schlechter Schlaf mein Leben beeinträchtigt, und quäle mich damit, sie abzuschalten.	0 1 2 3
Wenn ich schlafen will, dann überfallen mich starke Emotionen (z. B. Besorgnis) und Körperempfindungen (z. B. Knoten im Bauch), oder sie treten am darauffolgenden Tag auf, ohne dass ich sie kontrollieren kann.	0 1 2 3
Es fällt mir schwer, auf letztlich wenig hilfreiche Bedürfnisse zu verzichten, wenn ich einschlafen will (z. B. Fernsehen, eine Schlaftablette nehmen oder Alkohol trinken).	0 1 2 3

WOCHE 4 ◉ AUFBAUEN	
Ich habe meine Schlafmuster verändert, um die Kontrolle über meinen Schlaf zu gewinnen (z. B. lange Entspannungsphase vor dem Zubettgehen, frühes oder spätes Zubettgehen, ausschlafen oder täglich einen langen Mittagsschlaf, alleine schlafen oder mitten in der Nacht aufstehen).	**0 1 2 3**
Meine Schlafzimmerumgebung muss genau richtig sein (z. B. Licht, Temperatur, Geräusche), sonst kann ich nicht schlafen.	**0 1 2 3**
Ich habe große Veränderungen in meiner Lebensweise vorgenommen (z. B. Ernährungsumstellung und keine abendlichen Geselligkeiten), damit ich einschlafen kann.	**0 1 2 3**

WOCHE 5 UND DARÜBER HINAUS ◉ LEBEN	
Ich komme in meinem Leben nicht weiter voran, bevor ich nicht meine Schlaflosigkeit in den Griff bekommen habe.	**0 1 2 3**
Ich spüre, dass sich meine Schlaflosigkeit negativ auf meinen Alltag auswirkt (z. B. auf Beziehungen, Energie oder Arbeit).	**0 1 2 3**
Auch wenn ich besser schlafe, mache ich mir immer Sorgen, dass meine Schlaflosigkeit zurückkehren und mich für alle Zeiten quälen könnte.	**0 1 2 3**

Ergebnisse

Addieren Sie Ihre Ergebnisse und tragen Sie die Summe hier ein:

____

Die Höhe des Ergebnisses zeigt Ihnen an, wie sehr Sie gegenwärtig mit Ihrer Schlaflosigkeit ringen; je höher die Summe, desto stärker Ihr Ringen. Ihre Antwort wird Ihnen außerdem zeigen, welche der fünf Wochen für Sie die wichtigste sein könnte. Wenn Sie in einer bestimmten Woche ein auffallend hohes

Ergebnis erzielen, dann werden Sie sich dieser Woche vielleicht besonders intensiv zuwenden wollen.

Wenn Sie sich Notizen machen, haben Sie es leichter, Ihren Fortschritt auf Ihrem Weg durch das Programm zu verfolgen. Aufschlussreich ist es außerdem, den Test am Ende der fünf Wochen noch einmal zu wiederholen.

WOCHE 1 ◉ ENTDECKEN

... warum man aufhören muss zu kämpfen, um mit dem Schlafen anfangen zu können

«Ich bin für alles, was mich durch die Nacht bringt,
sei es Beten, Beruhigungstabletten
oder eine Flasche Jack Daniel's.»

FRANK SINATRA

Diese Woche wollen wir:

- In Erfahrung bringen, warum diese fünf Wochen anders sind als alles, was Sie bisher ausprobiert haben, und wie Sie mit diesem Programm zurück zum Schlaf finden.
- Verständnis dafür entwickeln, wie sich Ihre Schlaflosigkeit entwickelt hat und welche Ereignisse oder Faktoren in Ihrem Leben sie ausgelöst haben.
- Die geistigen und körperlichen Ereignisse untersuchen, die für gewöhnlich auftreten, wenn die Schlaflosigkeit ihren Anfang nimmt.
- Sechs weitverbreitete Kontrollstrategien kennenlernen, die den Schlaf vertreiben, und herausfinden, wieso alles, was Sie bisher ausprobiert haben, Ihre Schlaflosigkeit nur verschlimmert hat.

Was ist Schlaflosigkeit?

Schlaflosigkeit oder Insomnie bedeutet, Schwierigkeiten mit dem Ein- oder Durchschlafen zu haben. Jeder erlebt irgendwann in seinem Leben die eine oder andere Form von Schlaflosigkeit, ausgelöst durch eine stressige Lebensphase, hält diese meist nur für eine Weile an. Für die meisten kehrt der Schlaf in den normalen Bereich zurück, sobald der Stress vorüber ist. Doch für dreißig Prozent der Betroffenen besteht die Schlaflosigkeit fort und wird chronisch.

Chronische Schlaflosigkeit

Arten: Chronische Schlaflosigkeit wird definiert als Schwierigkeit, Schlaf herbeizuführen oder aufrechtzuerhalten, gefolgt von frühem und/oder unausgeruhtem Aufwachen.
Auswirkungen: Schwierigkeiten mit der Konzentration, Aufmerksamkeit und/oder Leistungsfähigkeit und/oder merkliche Verzweiflung, die zum Ausdruck kommt durch Reizbarkeit, Besorgnis, schlechte Laune und allgemeine Enttäuschung über den Verlauf des Tages.
Häufigkeit: Schlaflosigkeit wird als chronisch bezeichnet, wenn sie in einem Zeitabschnitt von mehr als einem Monat in mindestens drei oder mehr Nächten pro Woche auftritt, wenn man dreißig Minuten und länger braucht, um einzuschlafen, oder in der Nacht für mindestens die gleiche Zeitdauer wach liegt.

Die am weitesten verbreitete Form von Schlaflosigkeit ist die psychophysiologische Insomnie. Sie ist also nicht auf eine mentale oder physische Krankheit oder eine äußere Ursache zurückzuführen, sondern beruht auf der Interaktion zwischen Gedanken,

Gefühlen und Verhalten (Psychologie – der Geist) einerseits mit den Körpersystemen beispielsweise dem Herz, der Lunge, des Gehirns und des Nervensystems andererseits (Physiologie – der Körper). In der Vergangenheit wurde sie, wenn sie die Grundstörung ist, auch als primäre Insomnie bezeichnet.

Falls Ihre Schlafstörung auf einer mentalen oder physischen Krankheit beruht oder auf äußere Ursachen zurückgeht, wird sie als sekundäre Insomnie bezeichnet. Sie kommt bei Menschen vor, die an Störungen wie Depression oder Ängsten leiden – vierzig Prozent derer, die mit dem Schlafen Schwierigkeiten haben, fallen in diese Kategorie. In die gleiche Kategorie gehören auch physische Störungen wie chronischer Schmerz, Herzkrankheiten oder Krebs. Schlaflosigkeit kann auch eine Sekundärfolge von äußeren Ursachen wie etwa von chronischer Lärmverschmutzung sein.

In vielen Fällen kann die Behandlung der primären Erkrankung oder die Behebung der äußeren Ruhestörung zu einer Normalisierung des Schlafverhaltens führen. Doch es kommen auch Fälle vor, in denen die Schlaflosigkeit die ursprüngliche Ursache (wie etwa chronischen Schmerz, Depression oder Lärm) überdauert. Falls Sie bei der Lektüre das Gefühl haben, dass Ihr schlechtes Schlafen etwas mit einer anderen bestehenden Störung zu tun haben könnte, dann rate ich Ihnen dringend, medizinische Hilfe zu suchen, falls Sie dieses Buch nicht bereits als Ergänzung zu medizinischer Behandlung lesen.

Wie sich Schlaflosigkeit entwickelt

Lindas Geschichte, die Sie im Verlauf dieses Kapitels kennenlernen werden, ist nicht ungewöhnlich und zeigt, wie leicht sich guter Schlaf in quälende nächtliche Wachphasen und eine entsprechende Ratlosigkeit darüber, wie der ursprüngliche Zustand wiederherzustellen ist, verwandeln kann. Nachdem Sie den Fragebogen ausgefüllt haben, verfügen Sie bereits über eine recht gute Vorstellung davon, wie sich Ihre eigene Schlaflosigkeit für Sie darstellt. Nun wollen wir herausfinden, wie Ihre Schlafstörung angefangen hat und, was noch wichtiger ist, warum sie nicht wieder verschwunden ist. Das nachfolgende Diagramm zeigt, wie Schlaflosigkeit anfängt und sich entwickelt – es wurde auf der Basis des Modells von A. Spielman und P. Glovinsky[2] entwickelt.

Risiken

Bei manchen Menschen ist das Risiko, Schlaflosigkeit zu entwickeln, größer als bei anderen, ebenso wie man vielleicht gefährdeter ist, Herzbeschwerden zu entwickeln oder an Krebs zu erkranken. Nachfolgend einige der Faktoren, die Schlaflosigkeit verursachen können:

- **Älter werden** – im Alter entwickeln wir häufig Störungen, die den Schlaf beeinträchtigen, physische Schmerzen etwa oder ein gesteigertes Bedürfnis, nachts die Toilette aufzusuchen.
- **Frau sein** – Menstruationszyklus, Menopause, Schwangerschaft und Mutterschaft erhöhen die Wahrscheinlichkeit von Schlafstörungen. Außerdem neigen Frauen mehr als Männer dazu, sich Sorgen zu machen.
- **Schwarzseher** machen sich Sorgen über alltägliche Dinge, geraten ins Grübeln und fördern damit Erregung und Schlaflosigkeit.
- **Depression** verändert die Schlafstruktur, indem sie den Schlaf-

1. RISIKEN

Möglicherweise ist Ihr Risiko, Schlaflosigkeit zu entwickeln, größer, weil Sie eine genetische Veranlagung dazu haben oder allgemein dazu neigen, sich zu viele Sorgen zu machen.

2. AUSLÖSER

Vielleicht haben Sie mit besonderen Stressfaktoren zu kämpfen, wie etwa dem Verlust des Arbeitsplatzes oder einer zerbrochenen Beziehung, die bei ihnen eine vorübergehende Phase schlechten Schlafes auslösen.

3. ANKÖMMLINGE

Sie erleben die Ankunft einer Reihe von Geist- und Körpereinflüssen wie etwa sorgenvolle Gedanken, alte schmerzhafte Erinnerungen, panische Gefühle oder Körperempfindungen. Um das durch sie verursachte Unbehagen zu beenden, spüren Sie den Drang, Kontrolle über Ihre Situation zu erlangen.

4. VERSTÄRKER

Das Problem verschlimmert sich mit dem Versuch, es zu beseitigen, indem Sie durch Ablenkung mit Fernsehen belastende Gedanken und Gefühle vor dem Einschlafen vertreiben oder indem Sie länger im Bett liegen bleiben, um den Schlafmangel auszugleichen. In der Folge verschlimmert sich Ihre Schlaflosigkeit und dauert länger an, als es sonst der Fall gewesen wäre.

Wie sich Schlaflosigkeit entwickelt

bedarf reduziert (oder erhöht), frühes Wachwerden und flachen, traumvollen Schlaf fördert.

- **Familiengeschichte** – Schlaflosigkeit scheint vererbbar zu sein.
- **Leichte Erregbarkeit** – überdrehte, überaktive Menschen scheinen schwerer abschalten zu können.
- **Genetische Prädisposition** – wer entweder frühmorgens oder spätabends am leistungsfähigsten, also Lerche oder Eule, ist, hat seinen Schlafrhythmus entsprechend darauf abgestimmt.
- **Niedriger sozioökonomischer Status** – Menschen mit geringem Einkommen, wenig Bildung, häufiger Arbeitslosigkeit und schlechter Wohnsituation sind ständig höherem Stress ausgesetzt und anfälliger für Schlafstörungen.

Bedenken Sie, hier handelt es sich um Risikofaktoren, die Sie für Schlaflosigkeit anfällig machen; sie sind nicht die direkte Ursache. Ebenso wenig wie Übergewicht nicht zwangsläufig einen Herzinfarkt zur Folge haben muss, so heißt es, wenn Sie einen oder mehrere dieser Risikofaktoren bei sich entdecken, auch nicht, dass Sie zwingend ein Kandidat für Schlaflosigkeit sind; diese Faktoren erhöhen lediglich Ihr Risiko und machen Sie anfälliger, wenn ein Auslöser sich einstellt.

Auslöser

Es ist bekannt, dass bei manchen Menschen das Risiko, Schlaflosigkeit zu entwickeln, größer ist als bei anderen; gerade bei ihnen kann erhöhter Stress leicht zum Auslöser werden.

Jede Art von Stress kann zu Schlaflosigkeit führen. Der Stress kann unerwartet auftreten, etwa durch einen missglückten Arbeitstag, oder sich langsam aufbauen, etwa bei der Planung einer Hochzeit. Wenn der denkende Verstand überfordert ist, kann er

Gefühle der Besorgnis, Wut und Traurigkeit erzeugen. Vielleicht bewirken diese Gefühle sogar die Ausschüttung von Stresshormonen (beispielsweise von Adrenalin), die das Wachzentrum Ihres Gehirns stimulieren und Sie vom Schlafen abhalten.

Werfen Sie einen Blick auf die nachfolgenden weitverbreiteten Auslöser und stellen Sie fest, ob Ihnen einer davon bekannt vorkommt:

- **Alltagsstress** wie bei Besorgnis oder Angst im Zusammenhang mit Beziehungsschwierigkeiten, Arbeitsplatzbelangen, finanziellen Problemen, Schwangerschaft, Geburt, Elternschaft oder aufgrund eines Trauerfalls.
- **Gesundheitsprobleme** wie Angina, Krebs, Schilddrüsenüberfunktion, Reizdarmsyndrom, Meningoenzephalitis, multiple Sklerose, chronische Erschöpfung, Arthritis, Rückenbeschwerden oder Knochenbrüche.
- **Substanzen** – Nebenwirkungen von Medikamenten oder Entzugserscheinungen, Alkohol- oder Koffeinmissbrauch, starkes Rauchen oder Nikotinentzug oder Missbrauch von Drogen wie Cannabis, Kokain und Ecstasy.
- **Psychische Störungen** wie allgemeine Angststörungen, klinische Depression, postnatale Depression, posttraumatische Belastungsstörung, Schizophrenie und bipolare Störung.
- **Hormone** wie während der Menstruation, vor und nach der Schwangerschaft und in der Menopause.
- **Äußere Faktoren** wie zu viel Lärm, Licht oder die falsche Temperatur oder eine Veränderung der Schlafumgebung wie etwa bei der Übernachtung im Hotel.
- **Innere Uhr** – jegliche Schlafstörung, die durch Zeitumstellung, Schichtarbeit oder Jetlag verursacht wird.

- **Andere Schlafstörungen** – in manchen Fällen kann Schlaflosigkeit durch andere bereits existierende Schlafstörungen wie etwa Schnarchen, Restless-Legs-Syndrom oder Albträume verursacht werden.
- **Kindheit** – in manchen Fällen kann Schlaflosigkeit auf unbekannte Auslöser in der Kindheit zurückzuführen sein.

Glücklicherweise sind die meisten Stresssituationen von begrenzter Dauer, und in der Regel normalisieren sich die Schlafmuster, sobald der Stress vorüber ist. Definitionsgemäß leiden Sie dann unter Schlaflosigkeit, wenn sie anhält, obwohl der Stress überwunden und der ursprüngliche Auslöser nicht mehr länger der Verursacher ist. Es geht also nicht mehr um den Auslöser, sondern um Ihre anschließende Besorgnis hinsichtlich der schlechten Qualität Ihres Schlafs und Ihre Reaktion darauf.

Die gute Nachricht lautet, dass das Fünf-Wochen-Programm der Sleep School Ihnen erklärt, wie Sie am sinnvollsten mit Ihren Sorgen umgehen können, um zu gutem Schlaf zurückzufinden.

Wir wollen nun herausfinden, warum eine Stressreaktion sich derart mächtig auf unseren Schlaf auswirken kann und wie unser Gehirn da mit hineingezogen wird, zwar mit den besten Absichten, aber eben leider doch mit einem wenig hilfreichen Ergebnis – der Schlaflosigkeit.

FALLGESCHICHTE: Linda und ihre Mundharmonika

Lindas Schlaflosigkeit begann nach einem stressigen Tag bei der Arbeit, an dessen Ende sie den Kopf voller Sorgen hatte. Bis ihr Wecker klingelte, konnte sie einfach nicht einschlafen. Sie hatte niemals zuvor etwas Ähnliches erlebt, fühlte sich am nächsten Tag wie gerädert und fürchtete sich davor,

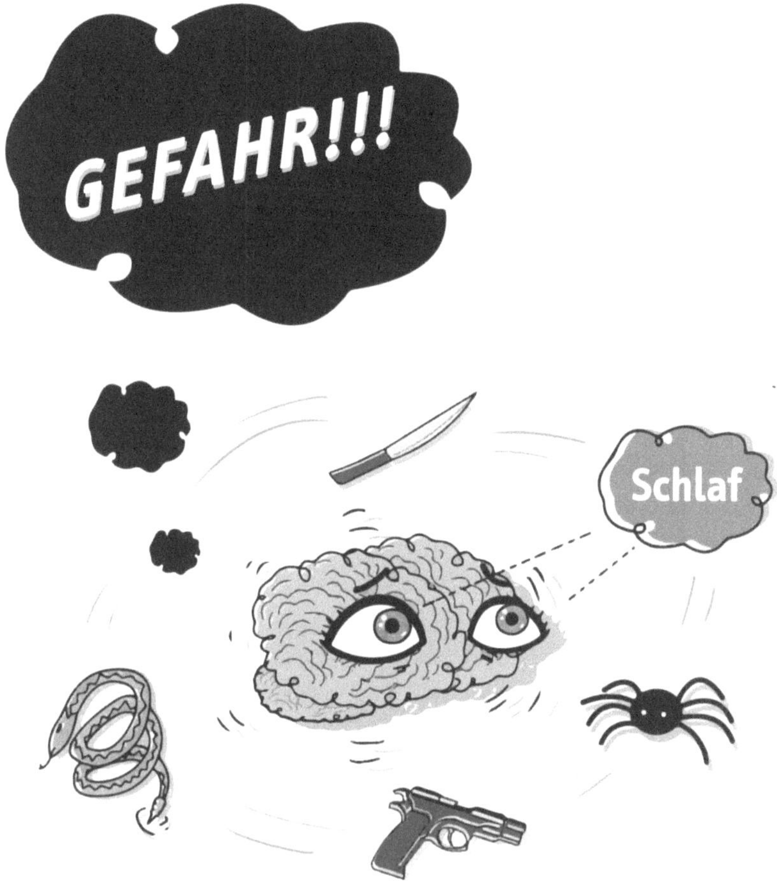

Die Amygdala, unser prähistorischer Bedrohungsdetektor

das Ganze könne sich in der nächsten Nacht wiederholen. Irgendwo in ihrem Hinterkopf breitete sich der Gedanke aus, dass auch ihre Mutter unter Schlaflosigkeit gelitten hatte, und sie fürchtete, sie könnte ebenfalls anfällig dafür sein. Von Angst erfüllt, konnte sie auch in der nächsten Nacht nicht schlafen, fühlte sich zappelig vor Adrenalin und spürte ihr Herz so hektisch schlagen, dass sie meinte, einen Herzschlag zu bekommen.

Ankömmlinge

Wenn wir unter Stress stehen, treten eine ganze Reihe von Ereignissen in Form von Gedanken, Erinnerungen, Emotionen, Empfindungen und Bedürfnissen in Erscheinung oder machen sich in Geist und Körper breit. Diese Ankömmlinge sind nicht nur unangenehm und unerfreulich, sie können außerdem Ihr Gehirn überfordern und Sie wach halten. Im Bett zu liegen, während Ihre Gedanken Purzelbäume schlagen, wird Ihnen nicht unbedingt zu gutem Schlaf verhelfen.

Zum Teil ist unsere Amygdala für die Ankömmlinge verantwortlich. Sie ist das primitive emotionale Gehirnzentrum, das Stressniveau und Angst im Umfeld erkennt und für die Freisetzung der Stresshormone Adrenalin und Cortisol zuständig ist, die den Körper darauf vorbereiten, entweder zu fliehen oder sich zu behaupten und zu kämpfen. Sie haben Ihre Amygdala persönlich kennengelernt, wenn Sie jemals mit einem echten Notfall konfrontiert waren. In einem Notfall wird Ihr Geist und Körper von neuen Eindrücken und Reaktionen überflutet und bereitet Sie darauf vor zu handeln. Ihr Verstand legt einen Zahn zu, springt rascher von einem Gedanken zum nächsten. Ihr Herz schlägt schneller, um die Blutversorgung und damit den Nach-

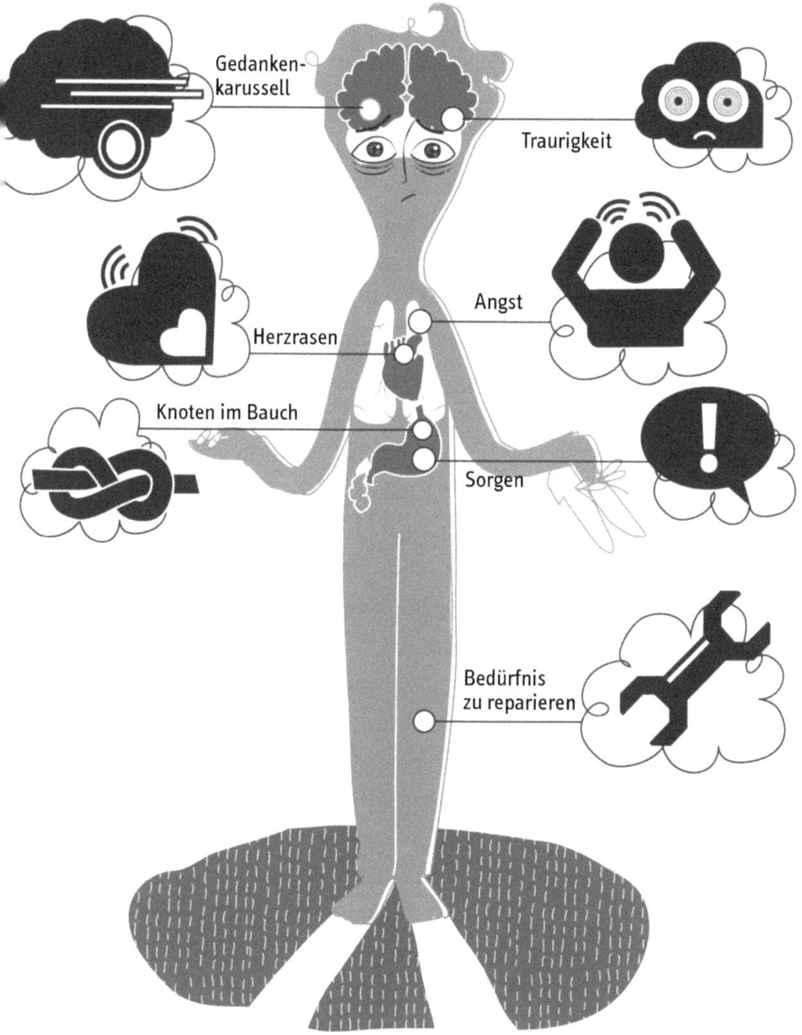

Unerwünschte Ankömmlinge

schub von Sauerstoff und Nährstoffen für die Muskeln und das Gehirn zu sichern und eventuell Ihre Flucht zu unterstützen. Von den unbeteiligten Organen wie dem Verdauungssystem wird Blut abgezogen, damit es für die entscheidenden wie die Muskulatur zur Verfügung steht – das ist die Erklärung für den empfundenen Knoten im Bauch. Ihre Handflächen werden schwitzig, damit Sie besser zupacken und sich falls erforderlich kletternd in Sicherheit bringen können, und Ihnen ist heiß, da Ihr Körper versucht, seine Kerntemperatur zu regulieren. Ihr Sehvermögen steigert sich, weil die geweiteten Pupillen mehr Licht hereinlassen.

Sie befinden sich also in einem Zustand der «Hypererregung» – ideal, um einen Angreifer abzuwehren oder vor ihm davonzulaufen, aber nicht um zu schlafen!

Sobald Sie sich in diesem Zustand befinden, kann es leicht geschehen, dass Sie die Ankömmlinge, die Gedanken, Gefühle und Körperempfindungen, die Ihnen zu schaffen machen, wenn Sie nicht einschlafen können, als den zu bekämpfenden Gegner identifizieren, denn schließlich weiß ja jeder, dass man besser schlafen kann, wenn der Verstand zur Ruhe gebracht und der Körper entspannt ist.

Wer unter Schlaflosigkeit leidet, der sagt oft: «Ich könnte ja schlafen, wenn es mir nur gelänge, meine Gedanken abzuschalten», oder: «Wenn mein Herz nicht so wild schlagen würde», oder: «Wenn ich mir nur nicht so viele Sorgen machen müsste». Und genau da liegt das Problem: Wir neigen dazu, die Ankömmlinge zu bekämpfen oder zu blockieren.

Die Amygdala kann nicht unterscheiden, ob Sie gerade einen Löwen oder Ihre Schlaflosigkeit bekämpfen. Wenn also Ihr Geist die Ankömmlinge als den Feind identifiziert, bereiten Sie sich darauf vor, entweder zu kämpfen oder zu fliehen – und schon sind Sie noch wacher und rufen ungewollt noch mehr Ankömmlinge auf den Plan. Wenn Sie den Kampf gegen Ihre Schlaflosigkeit fortsetzen, dann laufen Sie sogar Gefahr, die Ankömmlinge mit Ihrem Schlafengehen zu assoziieren. Das bedeutet, sie sind jeden Abend zuverlässig zur Stelle, weil Ihr Gehirn sich an den Kampf des Vorabends erinnert und meint, Sie für die kommende Nacht auf die Kampf-oder-Flucht-Reaktion vorbereiten zu müssen.

Für diese Vorbereitung verbraucht der Körper eine große Menge Energie, was Sie sogar noch müder macht, als wenn Sie einfach nur wach und ohne zu kämpfen daliegen würden.

SCHLAF-FAKTEN

Der russische Physiologe Iwan Pawlow hat als erster Wissenschaftler das Konzept der klassischen Konditionierung erkannt. Es erklärt, wie angeborene emotionale und physische Reaktionen erlernt werden. Mit seinen Experimenten hat Pawlow gezeigt, wie eine automatische Reaktion, etwa der beim Anblick von Essen einsetzende Speichelfluss, mit einem neutralen Stimulus, beispielsweise dem Läuten einer Glocke, kombiniert werden kann.

Indem Pawlow regelmäßig vor dem Füttern des Hundes eine Glocke läutete, lernte der Hund rasch, das Läuten mit dem Füttern in Zusammenhang zu bringen, und aktivierte den Speichelfluss unabhängig davon, ob Futter bereitgestellt wurde oder nicht. Die Glocke bezeichnet man in diesem Zusammenhang als bedingter Reiz, der die nun konditionierte Reaktion des Speichelns auslöst.

Konditionierung erklärt, wie wir sowohl positive als auch negative Reaktionen erlernen. Wenn Sie beispielsweise von einem Hund angegriffen werden, dann würden Sie mit großer Wahrscheinlichkeit Angst haben und, damit Sie sich in Sicherheit bringen können, reflexartig Ihre angeborene Kampf-oder-Flucht-Reaktion aktivieren. Wenn Ihnen dieser oder ein anderer Hund später wieder begegnet oder wenn Sie den Ort des ursprünglichen Geschehens neuerlich aufsuchen, dann ist die Wahrscheinlichkeit groß, dass Sie wieder die gleiche Angst empfinden. In dieser Situation ist der Anblick eines Hundes oder die Rückkehr an den Ort des ursprünglichen Geschehens der konditionierende Stimulus, der die unerwünschte konditionierte Reaktion in Form von Angst auslöst.

Diese Konditionierung könnte die Erklärung dafür sein, warum jedes Zubettgehen bei Ihnen Angst auslöst. In diesem Fall ist Ihr Blick auf die Uhr, das Betreten des Schlafzimmers, das Anziehen der Nachtwäsche, das Hinlegen und Zudecken oder das Aufwachen mitten in der Nacht zu Ihrer «Glocke», zu Ihrem konditionierenden Stimulus geworden.

Problematisch daran ist, dass dieser bedingte Reiz jedes Mal dann Ihre Amygdala und damit Ihre Kampf-oder-Flucht-Reaktion aktiviert und in Ihnen einen Zustand der Hypererregung oder der sich hinziehenden Wachsamkeit auslöst, wenn Sie schlafen wollen. Natürlich ist eine solche Reaktion unerwünscht, und das erklärt auch, warum Klienten Himmel und Hölle in Bewegung setzen, um sie wieder loszuwerden. Die nachfolgend fortgesetzte Fallgeschichte macht die Situation mehr als deutlich.

FALLGESCHICHTE: Fortsetzung

Um ihre Schlaflosigkeit zu beenden, probierte Linda im Verlauf der nachfolgenden Jahre praktisch alles an Hilfsmitteln, Pillen, Tropfen, Regeln und Ritualen aus, was ihr nur einfiel. Sie versuchte es mit frühem und mit spätem Zubettgehen und sogar mit Schlafen während des Tages. Sie

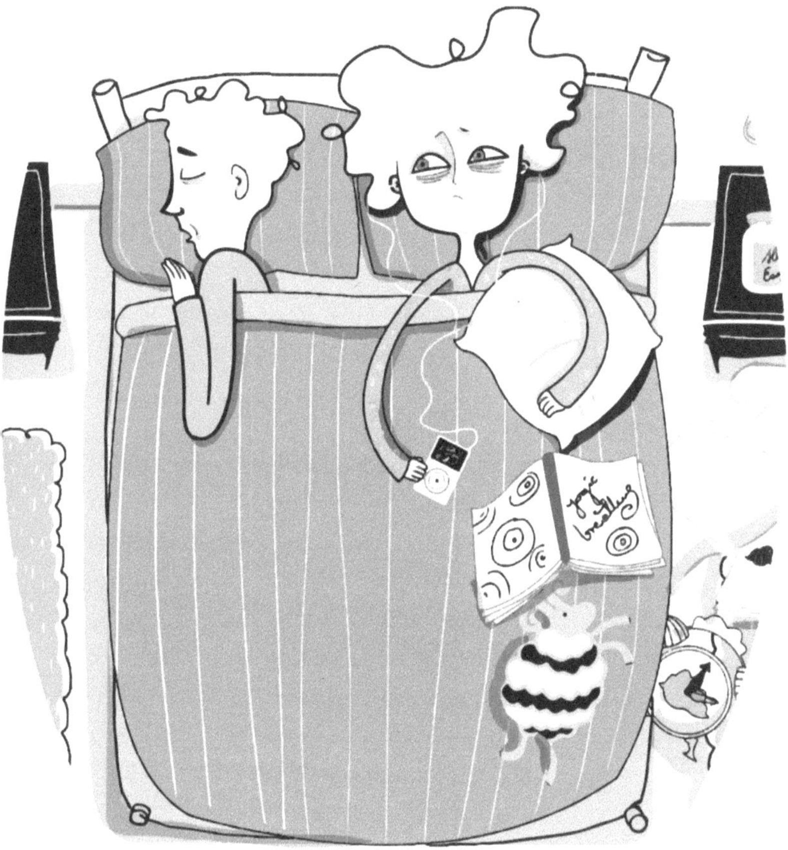

Tabletten, Mittelchen, Regeln und Rituale

las jeden Ratgeber und ließ Verdunklungsrollos anbringen, half sich mit Ohropax, wenn sie schlafen wollte, verbannte den Wecker aus ihrem Schlafzimmer und kaufte sogar eine neue Matratze. Ihr Zubettgehritual verwandelte sich in eine militärische Operation mit Wannenbad, Milchgetränk und Yogaübungen, alle zeitlich perfekt abgestimmt, damit sie jeden Abend zum genau gleichen Zeitpunkt ins Bett kam. Sie verzichtete auf jegliches Koffein, auf Alkohol und Zucker und fing an zu joggen, damit sie abends auch richtig müde war. Sie lernte Entspannungstechniken wie Tiefenatmung und Muskelentspannung in der Hoffnung, dann in den Schlaf zu finden. Schließlich suchte sie ihren Arzt auf, der ihr Schlaftabletten verschrieb mit dem Versprechen, dass sie dann wieder zu normalem Schlaf zurückfinden würde.

Verstärker

Bei moderatem Einsatz können Kontrollstrategien tatsächlich zur Verbesserung Ihrer Schlafqualität beitragen. Wenn Sie es damit jedoch übertreiben, dann werden sie zu Ihrem eigentlichen Problem, das Sie wach hält. Es gibt zahlreiche Bewältigungsstrategien, derer Schlaflose sich bevorzugt bedienen, wenn ihr Schlafdefizit nur groß genug ist. Es ist sehr leicht, dem «Ich tue alles, wenn ich nur wieder schlafen kann» in die Falle zu gehen. Zu diesen Bewältigungsstrategien zählt jedes Mittel, jede Technik und jede Pille, die das Ende der Schlaflosigkeit versprechen, unabhängig davon, wie hilfreich oder auch schädlich sie sein können.

Wir nennen diese Hilfsmittel «Verstärker», die zwar helfen sollen, es oft aber nicht tun und viel öfter noch Ihre Schlaflosigkeit sogar verstärken. Wenn Ihnen guter Schlaf in Aussicht gestellt wird und Sie bereit sind, alles dafür zu tun, dann sind Sie im Hinblick auf die Langzeitwirkung leicht kurzsichtig. Eine mögliche Schattenseite der gewählten Strategie kann man dann gar nicht mehr erkennen, und es wird Zeit, sich den Tatsachen zu stellen: Möglicherweise verschlimmern Sie mit Ihren Anstrengungen Ihre Schlaflosigkeit noch.

Die Sleep School hat sechs weitverbreitete Verhaltensweisen identifiziert, die Schlafstörungen verstärken können:

1. Veränderung Ihrer Schlafmuster

Die Veränderung des Schlaf-Wach-Rhythmus beinhaltet möglicherweise:

- **Zu viel Zeit im Bett.** Damit schwächen und zerstückeln Sie Ihren Schlaf.
- **Unregelmäßige Schlafzeiten.** Ihr Schlafmuster zu zerstückeln und zu verändern – jeden Tag zu einer anderen Zeit ins Bett zu gehen und aufzustehen.
- **Zu häufiges Schlafen während des Tages.** Wenn Sie nicht länger schlafen als zwanzig Minuten und nicht später als bis 15 Uhr, dann kann ein solches Nickerchen hilfreich sein. Alles, was darüber hinausgeht, schwächt nur Ihr nächtliches Schlafbedürfnis.

Schlafzyklen werden detailliert in Woche 4 behandelt, wo Sie lernen, sich ein neues Schlafmuster aufzubauen.

2. Ungesunde Gewohnheiten annehmen

Hierzu gehören jegliche Aktivitäten, mit denen Sie Ihren Schlaf kontrollieren wollen, die aber letztlich nur die Schlaflosigkeit fördern.

Manuelle Aktivitäten

Sie unterstützen den Schlaf. Beispielsweise sorgt das Lesen eines Buches bei gedämpftem Licht dafür, dass die Augenlider schwer werden und der Wunsch nach Schlaf zunimmt. Ein heißes Bad entspannt die Muskulatur und hilft, die Körperkerntemperatur zu senken. Ein Glas warme Milch oder ein Kräutergetränk kann beruhigend wirken und eine den Schlaf fördernde Wirkung haben. Aber wenn Sie Aktivitäten in Ihr Abendritual aufnehmen, *damit* Sie schlafen können, dann tappen Sie in die Falle der Kontrolle und machen sich von Ihren ritualisierten Einschlafhandlungen abhängig.

Elektrische Aktivitäten

Aktivitäten wie Fernsehen, Radiohören, Im-Web-Suchen oder Auf-dem-Smartphone-Spiele-Spielen wirken stimulierend auf Ihr Gehirn und sind daher dem Schlaf nicht dienlich. Doch viele Schlaflose nutzen sie als Strategien, um ihren Geist von ihrer Schlaflosigkeit abzulenken. Was gelegentlich zum Einsatz kommt, um einen jagenden Geist zur Ruhe zu bringen, kann sich rasch in eine allabendliche Gewohnheit verwandeln, die mit der Zeit ihre Wirkung verliert. Es gibt viele Menschen mit Schlafstörungen, die anfangs nur dann einschlafen können, wenn der Fernseher läuft, und die zum Schluss die ganze Nacht lang gucken. An diesem Beispiel kann man leicht erkennen, wie aus einem gelegentlichen Kampf um Schlaf ein langfristiges Problem werden kann, das den Schlaf in immer unerreichbarere Ferne rückt.

Soziale Interaktion

Inzwischen können wir sogar, während wir nachts im Bett liegen, eine Verbindung zur Außenwelt herstellen. Mit ein paar Klicks kann man mit anderen Schlaflosen twittern, skypen oder Textnachrichten in einem der zahlreichen Foren für Schlaflosigkeit austauschen. Diese Möglichkeit kann eine große Erleichterung darstellen und als Gegenmittel gegen die Einsamkeit der Nacht wirken. Doch wie bei den elektrischen Aktivitäten auch, ist es aufgrund der einhergehenden Anregung und der erforderlichen hohen Gehirnaktivität ratsam, sich bei sozialer Interaktion auf die Wachzeit zu beschränken und auf sie zu verzichten, wenn es Ihnen mit dem Schlafen ernst ist.

Aktivsein

Viele Schlaflose stehen nachts auf, um zu arbeiten, Mails zu checken, zu essen, sich ein Getränk zuzubereiten, die Toilette aufzusuchen, Yoga oder andere Körperübungen zu machen oder einfach um im Haus umherzuwandern. Aus dem Bett aufzustehen und aktiv zu sein, kann helfen, das Denken zu reduzieren und während einer langen schaflosen Nacht Ängste zu mindern. Doch auch hier gilt wie bei allen anderen Bewältigungsstrategien: Es kann keine dauerhafte Lösung sein, und Ihre unerwünschten Gedanken und Gefühle warten schon auf Sie, wenn Sie ins Bett zurückkehren. Wenn das geschieht, dann wissen Sie sich vielleicht nicht anders zu helfen, als wieder aufzustehen. Doch wenn das zur Gewohnheit wird, dann haben Sie ein zweites Problem: Ihr Gehirn assoziiert die Nacht mit Aufstehen und Aktivsein, statt mit Ausruhen im Bett und Schlafen. Wer also auf lange Sicht wieder gut schlafen möchte, der muss es im Bett mit seinen Ängsten aushalten und in Zukunft auf eine Flucht in die Aktivität verzichten.

Umgebung

Kontrolle über die Schlafumgebung zu erlangen, ist eine andere weitverbreitete Strategie. Am besten schlafen wir in ruhiger, dunkler, entspannender Umgebung, und folglich ist es sinnvoll, das Schlafzimmer entsprechend zu gestalten. Wer an Schlafstörungen leidet, geht oft noch einen Schritt weiter und verwendet eine Schlafbrille oder Verdunkelungsrollos, um Licht auszusperren, Ohropax oder Geräte für weißes Rauschen, um Geräusche fernzuhalten, oder kauft ständig neue Kissen und bessere Matratzen, um noch bequemer zu liegen.

Es geschieht sehr leicht, dass der Schlaflose es mit solchen Strategien auf der Suche nach Schlaf übertreibt und deshalb von ihnen abhängig wird. Man könnte zwar argumentieren, dass die Verwendung einer Schlafbrille oder von Ohropax ja wohl kein Drama ist, doch im Allgemeinen sind sie nur eines von vielen Hilfsmitteln, die alle miteinander dafür sorgen, dass Schlafgestörte schließlich das Vertrauen in die eigene Fähigkeit zu schlafen verlieren.

SCHLAF-FAKTEN

Der amerikanische Psychologe Burrhus Frederic Skinner prägte den Begriff «operante Konditionierung». Mit ihm erklärte er, auf welche Weise die Folgen unseres Verhaltens (d. h. Belohnung oder Bestrafung) über unser zukünftiges Verhalten entscheiden. Beispiele dafür finden sich überall im Leben. So sind wir in der Regel eher bereit, hart zu arbeiten, wenn wir dafür Wertschätzung erfahren, oder eine Diät durchzuhalten, wenn wir dadurch an Gewicht verlieren.

Die Folgen Ihres Handelns beeinflussen also die Art, wie Sie lernen und Ihr Leben führen. Zu Beginn der ersten Woche haben

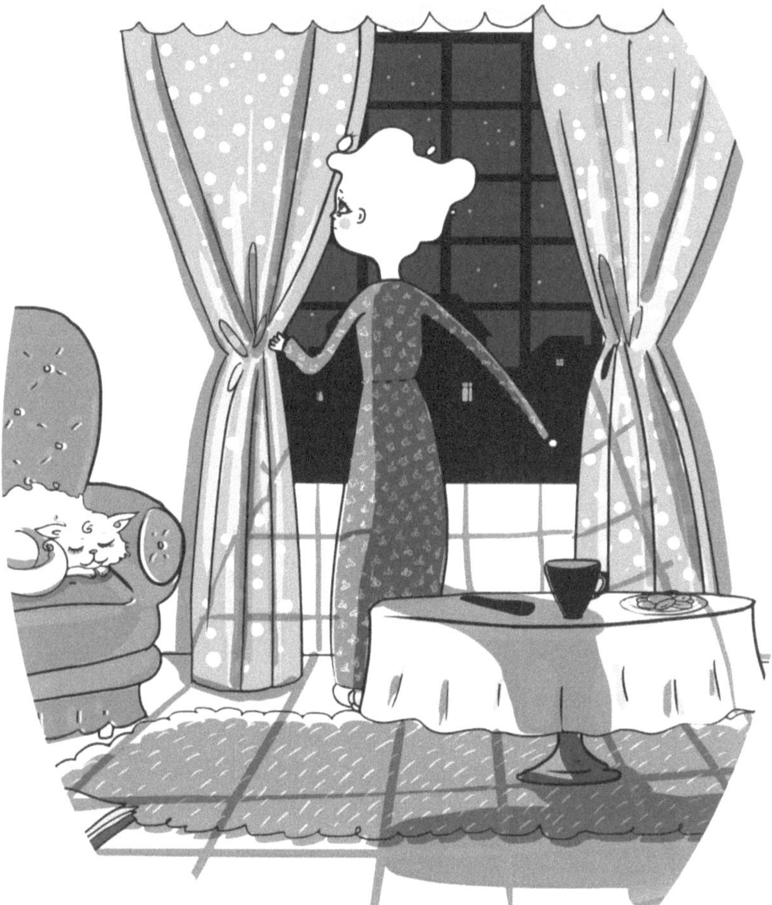

Mitten in der Nacht aus dem Bett aufstehen

Sie etwas über Pawlows klassische Konditionierung erfahren. Hier bestimmt die Kraft des ursprünglichen Auslösers Ihr zukünftiges reflexives Verhalten, und Sie haben, weil Sie es in der Lektion beim ursprünglichen Angriff so gelernt haben, in Zukunft immer Angst, wenn Sie einem Hund begegnen.

Wie Sie sich nach dem ursprünglichen Ereignis Hunden gegenüber verhalten, bestimmt außerdem die Stärke und Langlebigkeit dieser Reaktion und erklärt die Rolle der operanten Konditionierung in Ihrem Lernen. Wenn Sie sich zum Beispiel entscheiden, Hunden in Zukunft aus dem Weg zu gehen, dann hätten Sie zwar den kurzfristigen Vorteil, in der gegenwärtigen Situation keine Angst zu haben, doch langfristig gehen Sie das Risiko ein, immer Angst vor Hunden zu haben. Entscheiden Sie sich hingegen, wieder Kontakt zu Hunden aufzunehmen und zu lernen, dass nicht alle Hunde gefährlich sind, dann wird sich Ihre Angst vor ihnen vermutlich wieder verringern.

Auf die gleiche Weise ist auch die Entwicklung und Aufrechterhaltung Ihrer Schlaflosigkeit abhängig von den Konsequenzen Ihres Handelns. Wenn Ihnen beispielsweise Fernsehen oder Schlaftabletten helfen, kurzfristig Schlaf zu finden, dann verstärkt die erwünschte Folge (also das Ende der unerwünschten Schlaflosigkeit) Ihre potenziell wenig hilfreichen Verhaltensweisen. Will heißen, die Wahrscheinlichkeit wächst, dass Sie erneut auf sie zurückgreifen und von ihnen abhängig werden, um Schlaf zu finden. Damit aber schwächen Sie Ihr Selbstvertrauen und entfernen sich, auf lange Sicht betrachtet, noch weiter von einem natürlichen, ohne fremde Hilfe herbeigeführten Schlaf. Wenn das geschieht, dann hat sich die Lösung ganz offensichtlich in einen Teil des Problems verwandelt. Die Herausforderung besteht also darin, weiter zu blicken als auf die leichter wahrnehmbaren, kurzfristigen Vorteile, die wenig hilfreiche Bewältigungsstrategien versprechen, und langfristig wirksame Methoden zu wählen.

Gedankenspiele

Schafe zählen, um einzuschlafen, ist eine der bekanntesten und einfachsten Einschlaftechniken. Sie funktioniert, indem sie das Gehirn mit einer monotonen, nicht stimulierenden Aufgabe beschäftigt und daher von den Sorgen ablenkt, die Sie ansonsten vielleicht wach halten würden. Ähnliche Verfahrensweisen sind das Rückwärtszählen von dreihundert oder das Nutzen der Phantasie, um sich fesselnde Bilder und Geschichten auszudenken.

Solche Methoden können für den normalen Schläfer, der sich von solcher Ablenkung leicht vereinnahmen lässt und dann einschläft, hilfreich sein. Doch wer sich zu oft auf sie stützt, um den Schlaf herbeizuholen, und sich vor der Auseinandersetzung mit dem drückt, was ihn nachts wach hält, nimmt solchen Mitteln ihre Wirkung und lässt sie zum Problem werden.

Auf die Uhr starren

Auch dies ist eine weitverbreitete Bewältigungsstrategie, die aber letztlich schlechten Schlaf verschlimmert. So wie Sie am Tag die Uhr nutzen, um Ihr Leben zu organisieren, dient das Beobachten der Uhr bei Nacht dem Ziel, Ihren Schlaf in den Griff zu bekommen. Viele Schlaflose nutzen die Uhr als Anhaltspunkt dafür, wie gut oder schlecht sich die Nacht für sie entwickelt, und damit als Indikator, ob weitere Bewältigungsstrategien erforderlich sind.

Manche erschaffen mit Hilfe der Uhr wenig hilfreiche Regeln wie etwa: «Wenn ich in der nächsten Stunde nicht einschlafe, dann nehme ich noch eine Schlaftablette», oder: «Wenn ich zwei Stunden wach liege, dann stehe ich aus dem Bett auf», oder: «Wenn ich die ganze Nacht nicht schlafen kann, dann rufe ich im Büro an, melde mich krank und stelle den Wecker aus.» Unablässig die Zeit zu kontrollieren, hilft nicht beim Einschlafen, wenn überhaupt vergrößert es die Ängste und macht noch wacher.

3. Pillen und Tropfen

Schlafmittel sind jegliche Substanzen, die Sie einnehmen oder auf die Sie sich verlassen, um die Kontrolle über Ihr Schlafverhalten zu erlangen, und die Sie damit zwangsläufig zu einem Bestandteil des Problems gemacht haben. Hierzu gehören verschreibungspflichtige und frei verkäufliche Medikamente ebenso wie Alkohol und illegale Drogen. Ich habe sie in der Tabletten- und Tropfenkategorie zusammengefasst, weil sie alle Ihrem Körper schaden können, wenn Sie sie regelmäßig über lange Zeit hin einnehmen. Ja, wenn Sie an die unerwünschten Nebenwirkungen denken, die wir auf den nachfolgenden Seiten besprechen wollen, dann können sie ihre schädliche Wirkung auch bereits kurzfristig entfalten. Ich weise Sie hiermit ausdrücklich darauf hin, dass Sie, falls Sie sich gegenwärtig auf solche Hilfsmittel verlassen, jede Veränderung vorab mit Ihrem Arzt besprechen sollten.

Ziel jeglicher Kontrolle ist es, den leichtesten und schnellsten Weg zur Lösung eines Problems zu finden. Jede «magische» Pille, die verspricht, Ihrem Schmerz und Leid ein Ende zu bereiten, ohne dass Sie irgendetwas dafür tun müssen, stellt eine große Versuchung dar, der man, wenn man verzweifelt ist, nur schwer widerstehen kann. So erklärt sich, warum die große Mehrheit derer, die an Schlaflosigkeit leiden und mich aufsuchen, in der Regel mehr als eines dieser gefährlichen Hilfsmittel verwendet, um damit die Schlaflosigkeit zu bekämpfen. In den meisten Fällen haben diese Hilfsmittel nicht nur versagt, sie sind außerdem zu einem Teil des Problems geworden. Auf welche Weise solche Substanzen langfristig Ihrem Schlaf und Ihrer Gesundheit schaden, will ich Ihnen nachfolgend erklären:

- **Verlust von Selbstvertrauen.** Anfangs führen Tabletten erwartungsgemäß den Schlaf herbei. Setzt sich der Prozess fort, dann verlässt man sich bald so sehr auf das Hilfsmittel, bis man glaubt, gar nicht mehr ohne es schlafen zu können. Derartige Substanzen bieten keine langfristige Lösung an. Deshalb will das Programm gerade denjenigen, die meinen, nicht auf Schlafmittel verzichten zu können, die Rückkehr zu natürlichem Schlaf ermöglichen.
- **Nebenwirkungen.** Medikamente, in welcher Darreichungsform auch immer, haben in der Regel unerwünschte Nebenwirkungen wie den Kater am nächsten Tag, Gedächtnisverlust, Schwindel und Verwirrung. Eine derartige Auswirkung ist oft schlimmer, als gar nicht zu schlafen, und mithin wiegen die Kosten schwerer als jeglicher Nutzen. Abgesehen davon, dass niemand gerne von Medikamenten abhängig ist, sorgen sich Schlaflose auch wegen der Auswirkungen auf ihre Gesundheit. Jeder weiß, was man seiner Gesundheit antut, wenn man über lange Zeit Alkohol trinkt oder Cannabis raucht. Doch weil die meisten Schlafmittel nur für die kurzzeitige Verwendung gedacht sind, weiß man nur sehr wenig über ihre potenziell langfristige Auswirkung auf die Gesundheit. Und das, obgleich viele Menschen, die an Schlafstörungen leiden, solche Medikamente jeden Tag und in manchen Fällen jahrelang einnehmen. Erst jetzt interessiert sich die Forschung

für diese Fragestellung, und erste Ergebnisse zeigen, dass auf Dauer eingenommene Schlafmittel in manchen Fällen die Gesundheit auf lange Sicht schwer schädigen können.

- **Wirksamkeit.** Der Schlaf, den man mit Schlafmitteln herbeiführt, ist nicht von der gleichen Qualität wie natürlicher Schlaf – Abstriche sind zu erwarten, insbesondere bei der Schlaftiefe und beim REM-Schlaf. Das erklärt, warum man sich nach einem durch Medikamente herbeigeführten Schlaf merkwürdig unerfrischt fühlt. Im besten Fall gelingt das Einschlafen mit Schlafmitteln ein wenig rascher, oder man erzielt magere vier bis fünf Stunden Schlaf mittlerer Qualität. Falls Sie die Einnahme von Schlafmitteln jedoch über einen längeren Zeitraum fortsetzen, erhalten Sie vielleicht nur noch zwei bis drei Stunden, da der Körper sich an das Medikament gewöhnt. In diesem Fall erhöhen die meisten Anwender ihre Dosis oder kombinieren das ursprüngliche Mittel mit anderen, nur um die gleiche Wirkung zu erzielen wie bisher. Es ist offensichtlich, dass das auf Dauer nicht funktionieren kann und zukünftig lediglich zu größeren Nebenwirkungen und größerer Abhängigkeit führt.
- **Rückschläge.** Eine der schlimmsten Nebenwirkungen von Pillen und Tropfen sind die Entzugserscheinungen und der potenzielle Rückfall in die Schlaflosigkeit. Wer Schlaftabletten absetzt, der muss fürchten, dass seine Schlaflosigkeit mit noch größerer Wucht zurückkehrt als je zuvor.

Wie man Schlafmittel absetzt

Es ist also leicht zu erkennen, dass bei der Einnahme von Schlafmitteln die Kosten recht bald höher ausfallen als der mögliche Nutzen. Falls Sie gegenwärtig Schlafmittel einnehmen, dann haben Sie bestimmt auch schon darüber nachgedacht, wie Sie sie absetzen können. Mehr als neunzig Prozent der Klienten, die mich aufsuchen, nehmen verschreibungspflichtige Schlafmittel in irgendeiner Form ein und kommen, weil sie die Medikamente absetzen und zu natürlichem Schlaf zurückfinden wollen.

Weil das Absetzen von Medikamenten eine Herausforderung sein kann, ist es sinnvoll, sich vorzubereiten. Der erste Schritt besteht darin, mit Ihrem Hausarzt über eine Ausstiegsstrategie zu sprechen. Er wird Ihnen Empfehlungen für einen bestmöglichen Ablauf Ihres Entzugs geben. Eine langsame Herangehensweise wird in der Regel als bestes Verfahren empfunden. Als Faustregel raten Ärzte zu einer Reduzierung der Dosis um jeweils ein Viertel alle zwei Wochen. Auf diese Weise erhält der Körper Zeit, um sich an die Reduzierung der Fremdstoffe im Blutstrom zu gewöhnen, und das Risiko von unerwünschten Nebenwirkungen wird so gering wie möglich gehalten. Wenn Sie die Tabletten ein wenig länger nehmen, dann halten sich die Folgen in Grenzen, und wenn sie Ihnen ein wenig mehr Schlaf verschaffen, dann fällt es Ihnen leichter, in der Zwischenzeit Ihre neuen Hilfsmittel besser kennenzulernen. Falls jedoch Ihre Schlafmittel nicht mehr helfen oder sie Ihre Situation wegen der Nebenwirkungen am Folgetag noch verschlimmern, dann ist es besser, sie komplett und gleich abzusetzen. Für welchen Weg Sie sich auch entscheiden, Sie müssten Ihre Verfahrensweise zuvor mit Ihrem Arzt besprechen. Übrigens kann der sanfte Entzug auf alle Tabletten und Mittelchen angewandt werden, die zuvor bereits erwähnt wurden.

Meiner Erfahrung nach ist es am besten, mit dem langsamen Absetzen der Medikamente zu beginnen, sobald Sie alle Werkzeuge des Fünf-Wochen-Plans ausreichend üben konnten und das Vertrauen in Ihre Fähigkeit zu natürlichem Schlaf aufgebaut haben. Dieser Weg ist hilfreich, da er Sie auf das mögliche Unbehagen vorbereitet, das mit dem Entzug einhergehen kann, und Ihre Bereitschaft erhöht, sich darauf einzulassen. Klienten, die sich gleich zu Beginn zu einem kalten Entzug entschließen, laufen Gefahr, Rückfallschlaflosigkeit zu erleiden und ihre Schlafstörung noch weiter zu verschlimmern. In diesem Zustand kann es schon schwerfallen, auch nur den Tag zu bewältigen, vom Erlernen neuer Fertigkeiten ganz zu schweigen.

4. Stumme Selbstgespräche

Selbstgespräche führt jeder, der irgendeine innere Stimme nutzt, um die Kontrolle über sein Schlafen zu gewinnen, sich dabei jedoch ungewollt wacher macht. Mag sein, dass Sie sich solcher inneren Diskussionen oder sogar Streitgespräche bewusst sind oder auch nicht, Tatsache ist, die meisten von uns führen sie.

Für manche ist das innere Gerede harmlos und bietet ihnen die gerade nötige Ermutigung und den ersehnten Trost. Menschen, die normal schlafen, nutzen innere Selbstgespräche, um Schlaf herbeizuführen. Doch die tatsächliche Zielsetzung all des Geplappers ist es, den Schlaf herbeizuzwingen, und deshalb kann der Schuss nach hinten losgehen. Beispielsweise könnte es sein, dass Sie sich, wenn Sie merken, dass Sie Mühe mit dem Einschlafen haben, mit Sätzen wie den folgenden zu beruhigen versuchen: «Alles wird gut», oder: «Letzte Woche hat es mit dem Einschlafen auch geklappt, also wird es auch heute gelingen.» All dies geschieht in der Hoffnung, dass Sie ruhig genug werden, damit der Schlaf kommen kann. Leider legt jedoch bereits Ihr Versuch, sich selbst zu überzeugen, nahe, dass eben nicht alles gut wird, und auch wenn Sie es in der zurückliegenden Woche geschafft haben, könnte es sein, dass es diese Woche anders ist. Ihr positiver Versuch, sich selbst neu zu erfinden, könnte trotzdem nur dem Verdrängen Ihrer Wirklichkeit dienen und einen noch größeren Absturz vorbereiten. Viele Klienten vergleichen das Selbstgespräch mit einer Schlacht, die sie mit sich selbst führen und die die Gedanken im eigenen Kopf schließlich verdoppelt und sie wach hält.

Wenig hilfreich sind außerdem Versuche, sich selbst in den Schlaf zu lullen und sich dazu in der falschen Hoffnung, diese künstliche Akzeptanz bringe den Schlaf, Sätze vorzubeten wie: «Ich bin so müde», oder dem Gehirn einzureden: «Jetzt ist mir alles egal.» Jeder dieser Aussagen liegt der Wunsch zugrunde, den Schlaf in den Griff zu bekommen, und das wird Sie letztlich wach halten.

Besonders problematisch sind die Selbstgespräche dann, wenn sie darin sich selbst für die Entstehung des Durcheinanders verantwortlich machen und sich sagen: «Was ist bloß los mit dir? Warum kannst du nicht schlafen wie jeder andere auch?» Oder, was noch schlimmer wäre, sich als «Versager!» beschimpfen oder sich die Rückkehr zum Normalverhalten befehlen: «Hör sofort auf damit!» Solche Selbstzüchtigungen erhöhen höchstens Ihr Erregungsniveau und verlängern Ihren Wachzustand. Wenn Ihnen solches Verhalten bekannt vorkommt – später im Buch lernen Sie Methoden kennen, die Ihnen helfen, mit dem nächtlichen Geplapper fertigzuwerden.

5. Erzwungene Entspannung

Hier geht es um Entspannungsstrategien, die Sie nutzen, um sich mit ihnen das Einschlafen zu erleichtern. Jeder weiß ja, dass ein entspannter Geist und Körper die entscheidende Voraussetzung für das Einschlafen ist. Und so ist es kein Wunder, dass ich am Ende jeden Yogakurses doch einschlafe, obwohl ich mein Bestes versuche, um meine Augen offenzuhalten. Wenn also jemand, der normal schläft, traditionelle Entspannungstechniken anwendet, dann wird er sich mit großer Wahrscheinlichkeit entspannen und müde werden. Es ist paradox, aber ausgerechnet wenn man *nicht* schlafen will, kommt der Schlaf leicht und mühelos. Folglich sind es nicht die Entspannungsübungen selbst, die das Problem darstellen, sondern die Intention, mit der sie praktiziert werden. Wenn Sie also Entspannungsübungen machen, um einzuschlafen, dann werden Sie mit großer Wahrscheinlichkeit nicht einschlafen, weil die durch die Übungen verstärkte Selbstwahrnehmung dazu führt, dass Sie sich im Hinterkopf Ihren Fortschritt (bzw. den ausbleibenden Fortschritt) im Selbstgespräch erzählen: «Irgendwie scheine ich mich gar nicht zu entspannen», oder: «Jetzt schlägt mein Herz noch schneller als vorher», oder: «Warum bin ich denn immer noch wach? Das funktioniert offenbar gar nicht», und dann: «Irgendetwas stimmt nicht mit mir.» Das Ergebnis ist natürlich ein Anwachsen der Angst davor, dass der Schlaf nicht kommt.

Immer wenn wir im Leben etwas erreichen wollen, kann unser Gehirn scheinbar nicht anders, als zu messen, wie weit wir von unserem Ziel noch entfernt sind. Doch wenn es um Schlafen geht, dann reicht leider schon eine vage Einschätzung des Fortschritts, um uns wach zu machen. Am frustrierendsten ist es, dass wir schon von dem Gedanken «Ich glaube, jetzt schlafe ich ein» hellwach werden!

Denken Sie daran, es sind der Widerwille, die hereinkommenden Ankömmlinge zu erleben, und das Ringen mit ihnen, die uns wach halten, und weniger die Ankömmlinge selbst.

6. Lebensveränderungen

Damit sind alle Veränderungen gemeint, die Sie vornehmen, um die Kontrolle über Ihren Schlaf zu erlangen. Am leichtesten gelingt dies, indem man alles meidet, was die Situation aufgrund zu großer Stimulation oder Besorgnis noch verschlimmern könnte. Zwar scheint es eine gangbare Lösung zu sein, wenn man sein Leben auf diese Weise einschränkt, doch bringt man damit das eigentliche Problem nicht zum Verschwinden, und es bewirkt, wenn überhaupt irgendetwas, auf lange Sicht nur die Verschlimmerung der Schlaflosigkeit. Manche Schlaflose schränken ihr Leben immer weiter ein, bis kaum noch Spielräume übrig sind, nur um dann zu erkennen, dass sie immer noch nicht schlafen können. Einige der typischen Selbsteinschränkungen will ich nachfolgend beleuchten.

Gesundheit und persönliches Wachstum

Ganz oben auf der Liste der die Gesundheit betreffenden Einschränkungen steht der Verzicht auf Koffein, der Zuwachs an sportlicher Betätigung oder das Einstellen des Rauchens. Zwar kann sich all dies positiv auf Ihre Gesundheit auswirken, doch wenn diese Maßnahmen ergriffen werden, nur um besser schlafen zu können, dann werden sie möglicherweise nur zu einer weiteren Sorge um den Schlaf.

- **Verzicht auf Koffein.** Kaffee wirkt stimulierend, und wenn Sie zu viel davon trinken, dann halten Sie sich damit wach. Deshalb wird Patienten, die unter Schlaflosigkeit leiden, der Verzicht auf Kaffee empfohlen. Zwar erscheint dies in physiologischer Hinsicht sinnvoll, doch tatsächlich verursacht die Vorstellung, dass man den geliebten Morgenkaffee oder

-tee nicht mehr trinken darf, bereits so viel Besorgnis, dass sie ebenso stimulierend wirkt wie zu viel Kaffee.

- Ein **Zuwachs an sportlicher Betätigung** wird mit Sicherheit Ihr natürliches Schlafbedürfnis fördern. Doch wenn Sie mehr Sport treiben mit dem Ziel, leichter in den Schlaf zu finden, dann sind Sie am Ende möglicherweise körperlich ausgepumpt, laufen aber geistig auf Hochtouren – ganz zu schweigen von Ihrem Ärger darüber, dass der «Trick» nicht funktioniert hat.
- Das **Rauchen aufgeben**. Zigaretten sind schlecht für Ihre Gesundheit, und wenn Sie sich mitten in der Nacht eine anstecken, um sich zu beruhigen, dann erreichen Sie genau das Gegenteil. Das Rauchen jedoch einzustellen, weil Sie nicht schlafen können, verschlimmert Ihre Situation oftmals, insbesondere deshalb, weil der Nikotinentzug Sie noch zusätzlich wach hält.

Zwar können alle diese Veränderungen zum Wohle Ihrer Gesundheit hilfreich sein, doch sich alles auf diese reaktionäre Weise zu verbieten und leben zu wollen wie ein Mönch, hebt den Schlaf möglicherweise auf einen Sockel und fördert Ihre Schlaflosigkeit noch weiter.

Es geschieht leicht, dass man das eigene Leben in die Warteschleife stellt, bis die Schlafprobleme vorüber sind. Von Schlaflosigkeit gequälte Patienten berichten, dass sie ihre ehrenamtlichen Tätigkeiten aufgeben, dafür aber auf ihre Fitness achten oder ihre Physio-Übungen machen, weil sie damit ihre Schlaflosigkeit aus der Welt schaffen wollen oder weil sie keine Kraft übrig haben, andere Wege zu beschreiten. Die Lösung besteht jedoch darin, ein gesundes Leben zu führen, das Raum für persönliches Wachstum schafft und dabei die Schlaflosigkeit nicht verschlimmert.

Verringerung der Freizeitaktivitäten

Abendliche Verabredungen zum Essen oder zu einem Kinobesuch mit Freunden werden oft aus Angst vermieden, sie könnten zu anregend wirken. Viele Schlaflose verzichten darauf auszugehen, weil sie fürchten, die ganze Zeit auf die Uhr zu sehen, sich Sorgen zu machen und sich deshalb ohnehin nicht wirklich an dem Abend freuen zu können.

Die meisten geben es außerdem auf, zu verreisen oder bei Freunden oder Familienangehörigen zu übernachten, weil sie die neue Schlafumgebung fürchten oder dass sie vielleicht ihre gewohnte abendliche Zubettgehroutine nicht absolvieren können.

Manche stellen sogar ihre Hobbys oder ihre sportlichen Aktivitäten ein, die ihnen zuvor Freude gemacht haben, nur damit sie sich nicht über Empfindungen wie Müdigkeit oder Übelkeit ärgern müssen, die sie mit ihrer Schlaflosigkeit in Zusammenhang bringen. Auch hier gilt, dass es natürlich keine dauerhafte Lösung sein kann, das eigene Leben auf diese Weise zu beschneiden; damit fördern Sie nur Ihre Grollgefühle gegenüber Ihrer Schlaflosigkeit und begeben sich in einen Teufelskreis.

Beziehungen

Meistens leiden auch die zwischenmenschlichen Beziehungen, wenn man mit aller Macht die Kontrolle über den eigenen Schlaf erlangen will. Manche Schlaflose verzichten auf ein gemeinsames Bett mit ihrem Partner, um Störungen durch dessen nächtliche Unruhe zu vermeiden. Zwar kann man auf diesem Weg die Schlaflosigkeit tatsächlich kurzfristig bekämpfen, doch für die

Partnerschaft kann es zu einer Belastung werden und außerdem die Angst vor dem Teilen von Bett und Schlafraum vergrößern.

Wer noch dazu nicht ausgehen und Freunde treffen will, sportliche Betätigung und Reisen vermeidet, belastet damit gleichfalls die Beziehung zu Freunden und dem Partner. Schlaflosigkeit fördert Einsiedlerei vor allem deshalb, weil sie Kraft kostet, die möglicherweise nicht übrig ist, um Freundschaften zu pflegen. Einige vermeiden es sogar, sich überhaupt erst auf eine Beziehung einzulassen, weil sie sich davor fürchten, ein Bett teilen oder in Form sein zu müssen. Mir sind in meiner Praxis schon Klienten begegnet, die sich gegen Kinder entschieden haben, weil sie sich Sorgen machten, dass sie dann nicht mehr genug Schlaf bekommen und als Eltern nicht klarkommen würden. Solche Geschichten machen deutlich, welchen Preis man für die Schlaflosigkeit zu zahlen hat und warum es wichtig ist, dieses Programm so gut wie möglich zu absolvieren.

Arbeit und Weiterbildung

Schlaflosigkeit geht häufig einher mit der Sorge, dem Stress oder der Arbeitsbelastung im Beruf nicht mehr gewachsen zu sein. Viele Schlaflose versuchen, die Situation zu kontrollieren, indem sie sie vermeiden. Nach einer besonders schlimmen Nacht melden sie sich krank und können, da der Druck von ihnen genommen ist, nun endlich den in der Nacht ausgebliebenen Schlaf nachholen. Andere schlagen Beförderungen, Fortbildungen oder zusätzliche Abschlüsse aus Angst aus, die erhöhte Belastung könne ihre Schlaflosigkeit verschlimmern. Traurig daran ist, dass es schließlich die Angst ist, die über Ihre Lebensführung entscheidet und Sie von allem fernhält, was für Sie wirklich wichtig ist.

Viele gestatten es schließlich ihrer Schlaflosigkeit, ihnen die Art von Arbeit zu diktieren, der sie nachgehen können. Sie wählen Jobs mit flexiblen Arbeitszeiten oder machen sich selbständig, weil sie dann ihre Arbeitszeiten und Termine selbst festlegen können. Zwar kann man auf diese Weise unerwünschten Stress von sich fernhalten, doch Sie erkennen hoffentlich, dass damit eine langfristige Lösung des Problems nicht gegeben ist, sondern lediglich eine Vermeidungsstrategie installiert wurde.

ÜBUNG: Welche Verstärker kennen Sie?

Schreiben Sie auf, welche Veränderungen Sie vorgenommen haben, seit Sie an Schlaflosigkeit leiden, insbesondere jene, die Sie in Ihrer Lebensführung offensichtlich einschränken. Halten Sie die Liste griffbereit, damit Sie im Verlauf des Programms immer wieder einmal einen Blick darauf werfen können. Falls Sie sich dabei ertappen, dass Sie aufgeben wollen, können Sie sich mit der Liste daran erinnern, was Sie gewinnen, sobald Sie zu natürlichem Schlaf zurückgefunden haben.

FALLGESCHICHTE: Fortsetzung

Linda sehnte sich so verzweifelt nach gutem Schlaf, dass sie bereit war, fast alles dafür zu tun. Deshalb entging ihr die offensichtlich verstärkende Wirkung, die sich einstellt, wenn man etwas um jeden Preis erreichen will. Das setzte sich so lange fort, bis sie einmal zufällig acht Stunden lang gut schlief. Auf der Suche nach einem Grund für diesen erholsam langen Schlaf fiel ihr nichts anderes ein, als dass sie bei der Freundin, bei der sie am Abend davor zu Besuch war,

Mundharmonika gespielt hatte. Am nächsten Tag kaufte sie sich eine Mundharmonika und schrieb sich in einem Kurs ein, doch schon in der folgenden Nacht schlief sie wieder schlecht. Zum Glück erkannte sie an diesem Punkt, dass sie es zu weit getrieben hatte, und suchte sich professionelle Hilfe.

Warum wir die Kontrolle haben wollen

Inzwischen haben Sie bestimmt erkannt, dass es gerade die Vermeidungsstrategien sind, mit denen Sie sich in einen Teufelskreis der Schlaflosigkeit begeben. Sie nehmen einschneidende Veränderungen in Ihrer Lebensweise vor und interessieren sich ausschließlich dafür, ob sie eine Verbesserung bewirken oder nicht. Wenn ja, dann setzen sich diese Verhaltensweisen in Ihrem Gehirn als Mittel gegen Schlaflosigkeit fest. Sie klammern sich an sie und glauben, ohne sie nicht schlafen zu können, oder, was noch schlimmer ist, werden chemisch abhängig von ihnen, falls es sich um Substanzen handelt. Spätestens dann begreift Ihr Gehirn Schlaf als ein Problem, für das eine Lösung gefunden werden muss, statt als etwas Natürliches und Sicheres. Sie sehen, wie leicht man zum Gefangenen so eines Teufelskreises werden kann.

Ausgerechnet das zu tun, was die Schlaflosigkeit noch verschlimmert, kommt uns verrückt vor, doch tatsächlich handeln wir so, weil es sich auf natürliche Weise ergibt. Der evolutionäre Erfolg der Menschheit beruht auf dem Grundprinzip, dass die Überlebenschancen steigen, je mehr Kontrolle man über seine Umwelt erlangt. Indem der Urmensch einen Unterstand baute, etwas zu essen fand, sich erfolgreich fortpflanzte und verteidig-

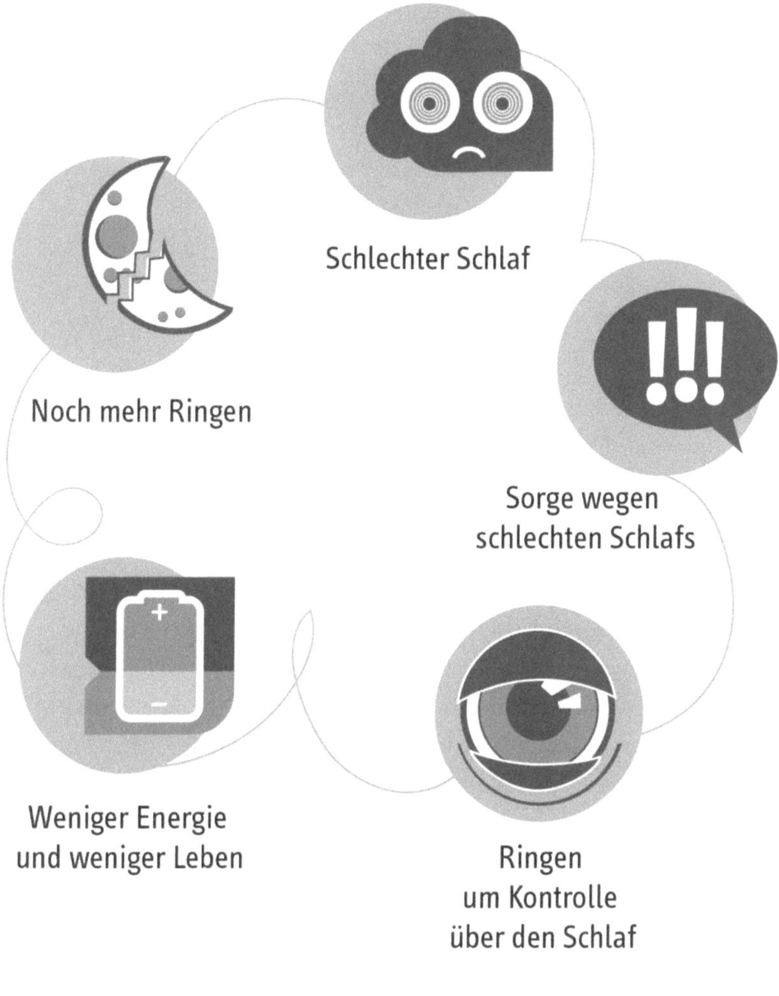
Schlechter Schlaf
Sorge wegen schlechten Schlafs
Ringen um Kontrolle über den Schlaf
Weniger Energie und weniger Leben
Noch mehr Ringen

Der Teufelskreis der Schlaflosigkeit

te, erhöhte er seine Lebenserwartung. Hierzu musste sich das menschliche Gehirn so entwickeln, dass jede Lebenserfahrung darin für die Lösung zukünftiger Probleme wie in einer Bibliothek abrufbar war. In praktischer Hinsicht bedeutete das: Wenn es nun darum ging, einen Unterstand zu bauen, dann erkannte das Gehirn rasch, welches die besten Baumaterialien und Werkzeuge für diese Arbeit waren. Erstaunlicherweise bewältigte das Gehirn diese Aufgabe auch dann, wenn es wenig oder gar kein Wissen über den Bau eines Unterstands abgespeichert hatte. Es war diese Fähigkeit, vorhandene Informationen rasch und funktional zu ordnen, die die Menschheit an die Spitze der Nahrungskette befördert hat.

In der modernen Welt ist für die Befriedigung unserer Grundbedürfnisse weitgehend gesorgt, aber das hindert unser Gehirn nicht daran, in allen Bereichen unseres Lebens, auch im Hinblick auf unsere Schlafqualität, weiterhin Voraussagen zu treffen und Probleme zu lösen. Wenn Sie beispielsweise meinen, dass Ihr Bett unbequem ist, dann entscheiden Sie vielleicht, sich eine neue Matratze zu kaufen. Finden Sie, dass Ihr Hotelzimmer laut ist, dann benutzen Sie entweder Ohropax oder bitten darum, in ein anderes, leiseres Zimmer verlegt zu werden. Sie sehen also, wie leicht es Ihr Gehirn damit hat, sich Lösungen einfallen zu lassen und Veränderungen vorzunehmen, wenn Ihnen irgendetwas nicht gefällt. Da es so wunderbar effektiv arbeitet, üben wir diese Kontrolle auch in unserer Innenwelt aus, um mit ungewollten Gedanken, Gefühlen und sogar mit Schlaflosigkeit klarzukommen.

Wenn Sie beispielsweise von der Arbeit gestresst oder wütend nach Hause kommen, dann kann es hilfreich sein, sich durch sportliche Betätigung oder durch das Ansehen eines Films auf andere Gedanken zu bringen. Die Wahrscheinlichkeit ist groß, dass Sie sich hinterher ausgeglichener fühlen und leichter einschlafen können. Und wenn Sie zu Bett gehen und sich noch immer gestresst fühlen, dann kann Schafe zählen oder die Erinnerung an einen zurückliegenden Urlaub eine gute und harmlose Methode sein, um sich abzulenken und den Schlaf einzuladen. Maßvoll eingesetzt, «funktionieren» solche Kontrollstrategien gut, da sie den Geist zur Ruhe bringen oder Gefühle der Wut besänftigen und Ihnen sogar beim Einschlafen helfen.

Letztendlich wird man Stress jedoch nicht los, indem man sich von ihm ablenkt, ihn beiseiteschiebt oder ignoriert; viel häufiger kommt es vor, dass man die Situation mit dieser Strategie noch verschlimmert. Eine der Ursachen liegt in der Tatsache begründet, dass ein und derselbe Bereich des Gehirns Ihnen hilft, sowohl einen Unterstand zu errichten als auch ein chronisches Schlafproblem zu entwickeln. Wenn Ihr Gehirn mit der Herausforderung «Schlaflosigkeit» konfrontiert ist, dann wird es rasch nach den besten «Materialien» und «Werkzeugen» forschen, um Abhilfe zu schaffen (d.h. sich die Frage stellen: «Welche Pillen, Mittelchen, Rituale und Routinen kann man nutzen, um das Problem zu beseitigen?»). Es wird Ihr gegenwärtiges Schlafverhalten mit dem der Vergangenheit vergleichen und in die Zukunft projizieren (z.B.: «Wenn ich noch schlechter schlafe, werde ich dann gar nicht mehr klarkommen?»). Außerdem wird es versuchen, Ihren Handlungen irgendeine Art von zeitlichem Korsett anzulegen (z.B.: «Wenn ich bis 1 Uhr morgens noch nicht eingeschlafen bin, dann nehme ich noch eine Tablette»).

Ihr Gehirn ist Meister darin, Lösungen für Ihre Schlaflosigkeit zu finden; doch eine solche Vielzahl von Aktivitäten ist das genaue Gegenteil dessen, was man zum Einschlafen braucht.

Vielmehr ist es der Versuch Ihres Gehirns, Ihnen den Schlaf zu bringen, der Sie wach hält! Das Gute ist, dass Sie jetzt gerade eine neue gesündere Herangehensweise kennenlernen, die nicht auf Kontrolle setzt und Sie zurück zu natürlichem, tiefem, erfrischendem, regelmäßigem Schlaf führen kann.

FALLGESCHICHTE: Fortsetzung

Eines konnte man Linda jedenfalls nicht vorwerfen: Sie hatte es keinesfalls an Einsatz, Energie, Entschlossenheit oder auch an Geld mangeln lassen, um ihre Schlaflosigkeit zu beheben, und genau darin lag das Problem. In ihrem Bemühen, ihre Schlaflosigkeit unter Kontrolle zu bekommen, geriet sie selbst immer mehr außer Kontrolle und schlief immer schlechter. Das eigentliche Zubettgehen hatte sich zu einem komplizierten Unterfangen aus Pillen, Mittelchen, Regeln und Ritualen ausgewachsen, das im Großen und Ganzen nicht einmal die erhoffte Wirkung zeigte, doch sie wusste nicht, was sie sonst tun sollte. Als sie in die Sleep School kam, war sie abhängig von Schlaftabletten, obwohl sie ihr jede Nacht nur ein paar Stunden mäßigen Schlaf verschafften. Außerdem musste sie, wenn sie ins Bett gehen wollte, eine lange Abfolge von entspannenden Aktivitäten abarbeiten, um sich in die richtige Stimmung zu bringen, und das Schlafzimmer musste vollkommen dunkel und absolut still sein sowie genau die richtige Temperatur aufweisen!

Als Linda den Fragebogen der Sleep School ausfüllte, erkannte sie, dass ihre Aktionen, statt ihr zu helfen, den Schlaf unbeabsichtigt auf ein Podest vollkommen außerhalb ihrer Reichweite gehoben hatten. Ihr Gehirn hatte sich an das ständige Ringen um den Schlaf gewöhnt, fürchtete ihn nun und tat alles, um sie wach zu halten. Linda war wütend auf sich, weil ihr die Situation derart entglitten war, aber sie empfand auch Erleichterung darüber, dass sie nicht mehr mit dem Schlaf ringen musste und sich nun von all den nutzlosen Hilfsmitteln, die sie sich angewöhnt hatte, befreien konnte. Innerhalb eines Monats schlief sie wieder normal und war nicht mehr von Schlaftabletten und anderen Hilfsmitteln abhängig. Am besten war, dass sie es nun ihrem Körper zutraute, selbst in den Schlaf zu finden, und das tat er.

ÜBUNG: Ihre Schlaflosigkeit kennenlernen

Oft ist die Einschätzung, mit der Sie Ihrer Schlaflosigkeit begegnen, das größte Hindernis auf dem Weg zu gutem Schlaf, denn sie bestimmt, wie Sie sich fühlen und auf Ihre Erfahrung reagieren. Wenn es Ihnen gelingt, den Kampf gegen Ihre Schlaflosigkeit einzustellen, dann können Sie Ihre Energie darauf richten, natürlichen Schlaf zuzulassen und ein erfülltes Leben zu führen.

Für viele meiner Klienten ist ihre Schlaflosigkeit das Schlimmste, was sie sich vorstellen können, und sie würden sie nicht einmal ihrem ärgsten Feind wünschen. Viele begegnen ihr mit Hass- und Grollgefühlen und berichten in düsteren Worten darüber, wie die Schlaflosigkeit ihr Leben zerstört hat. Halten Sie inne, und denken Sie darüber nach, was Ihre Schlaflosigkeit zum gegenwärtigen Zeitpunkt für Sie bedeutet, und schreiben Sie Ihre Gedanken auf. Wie und auf welche Weise beeinträchtigt die Schlaflosigkeit Sie und Ihr Leben?

Was Sie jetzt aufschreiben, später zu lesen, wenn Sie das Fünf-Wochen-Programm zum Abschluss gebracht haben, wird für Sie von großem Interesse sein.

Wenn die Lösung zum Problem wird

Manchmal reicht schon eine schlechte Nacht, um die Saat des Zweifels an Ihrer Schlaffähigkeit zu säen. Ausgehend von diesem Zweifel, hat Ihr Gehirn die Fähigkeit, Sie mit Vorhersagen, Panikmache und mit seiner Art der Problemlösung in eine chronische Schlaflosigkeit zu treiben. Denken Sie an die Zeit zurück, als Sie noch nicht unter Schlaflosigkeit litten; vermutlich haben Sie damals keinen einzigen Gedanken an Ihren Schlaf verschwendet, und nun können Sie an nichts anderes mehr denken.

Im Verlauf des Kapitels haben wir gesehen, dass die Probleme anfangen, wenn Sie sich Verhaltensweisen angewöhnen, die Ihre Schlaflosigkeit verstärken. Mit Ihren Methoden werden Sie vielleicht die unerwünschten Gedanken, Empfindungen und Bedürfnisse und für kurze Zeit sogar die Schlaflosigkeit los, doch letztendlich nimmt die Wahrscheinlichkeit zu, dass Ihnen guter Schlaf abhandenkommt. So hilft Ihnen das Schlafen am Tag ohne Zweifel, um Schlaf nachzuholen und sich besser zu fühlen, aber wenn Sie so weitermachen, dann steht diese Methode schließlich einer normalen Lebensführung, die in der Regel Arbeitszeiten von 9 bis 17 Uhr beinhaltet, im Wege. Ausufernde Einschlafrituale helfen Ihnen vielleicht, sich zu entspannen und schnell einzuschlafen, aber sie schränken Sie auf Dauer in Ihren sozialen Aktivitäten ein.

Kontrollstrategien sind auch deshalb problematisch, weil sie im Allgemeinen immer nur eine vorübergehende Lösung darstellen. Zum Beispiel könnten Sie sich in der Nacht durch Radiohören von unerwünschten Gedanken ablenken. Wenn Sie dies aber jeden Abend tun, dann kann es passieren, dass Sie jeden Abend immer länger Radiohören müssen, bis die erwünschte Wirkung endlich eintritt. Nach einer Weile funktioniert es vielleicht gar nicht mehr, aber Sie wagen es nicht, auf das Hilfsmittel zu verzichten, weil Sie fürchten, die Kontrolle gänzlich zu verlieren. Problematisch ist, dass Ihr Gehirn, wenn ein Trick versagt, bereits zehn neue in der Hinterhand hat, und wenn Sie sich verzweifelt im Bett wach hin und her wälzen, dann probieren Sie sie alle aus.

Schlaf ist ein ebenso natürlicher physiologischer Prozess wie die Atmung oder Ihr Herzschlag und bedarf genau wie diese keinerlei bewusster Anstrengung. Das Ringen um die übertriebene Kontrolle über Ihren Schlaf ist ebenso aussichtslos wie der Versuch, sich aus eigener Kraft aus Treibsand zu befreien: Sie verbrauchen Unmengen Energie und machen alles nur noch schlimmer.

Der Preis Ihrer Schlaflosigkeit

Nehmen Sie sich einen Augenblick Zeit, um darüber nachzudenken, wie viel Mühe Sie bereits in die Kontrolle über Ihre Schlaflosigkeit investiert haben und was Sie dies in Ihrem Leben bisher gekostet hat. Falls Ihre Geschichte auch nur entfernt der von Linda ähnelt, dann sind die Kosten vermutlich recht hoch und vielfältig, wie die nachfolgenden Beispiele zeigen:

- **Emotional** – die Achterbahn der Emotionen, Stimmungen und Gefühle, die Sie durchlaufen, wenn Sie fortgesetzt um die Verbesserung Ihres Schlafes kämpfen.
- Die **Energie** –, die Sie verschwenden, um sich ununterbrochen gegen Ihren schlechten Schlaf zu stemmen, und die zusätzliche Anstrengung, die es Sie kostet, ein sogenanntes «normales» Leben zu führen.

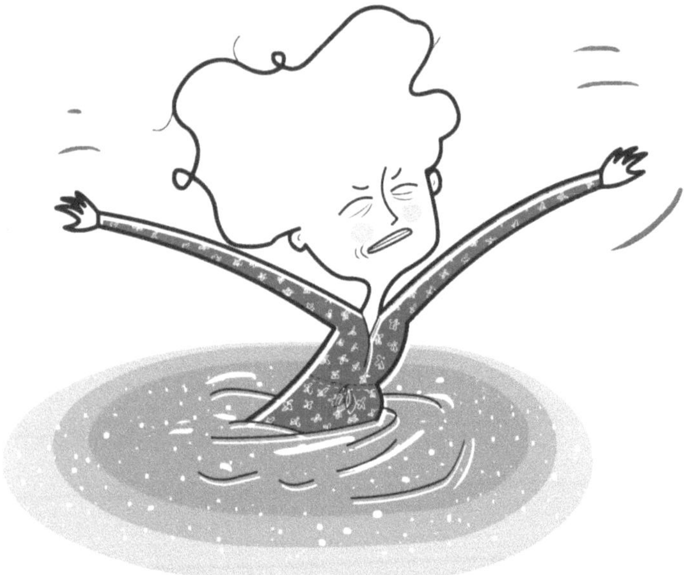

Der Kampf gegen die Schlaflosigkeit

- **Leben** – der Verlust an Lebensqualität und -zeit durch den Zwang, die Kontrolle über den Schlaf zurückzuerlangen.
- **Gesundheit** – die Auswirkungen, die Ihre Schlaflosigkeit und Ihr Ringen um den Schlaf auf Ihre Gesundheit haben.
- **Finanzen** – die Kosten jedes Geräts, jeder Technik, jedes Buches, jeder Therapie oder Substanz, die Sie um Ihres Schlafes willen angeschafft haben.

Der Weg nach vorn

Hoffentlich erkennen Sie bereits, wie wenig Kontrolle Sie tatsächlich über Ihren Schlaf haben. Durch das Wissen, welch hohen Preis Sie für das endlose Ringen um die Kontrolle bereits zahlen, und die Erkenntnis, dass ausgerechnet dieses Ringen ein Teil des Problems darstellt, fühlen Sie sich möglicherweise mit weiteren unerwünschten Ankömmlingen konfrontiert, wie Verzweiflung, Selbstmitleid, Depression, Hilflosigkeit, Hoffnungslosigkeit, Wut oder einem Gefühl von Dumpfheit. Diese Reaktion ist vollkommen normal; respektieren Sie einfach die Gefühle, die in Ihnen aufsteigen, und verschwenden Sie nicht noch einmal so viel Energie darauf, sie zu unterdrücken. Es ist an der Zeit, sich aus dem Teufelskreis zu befreien!

Risikofaktoren wie das Hineingeborensein in eine Familie, in der Schlaflosigkeit bei vielen Angehörigen auftritt, können Sie nicht ändern. Auch auf zurückliegende Ereignisse etwa aus der Kindheit, die möglicherweise die Auslöser Ihrer Schlaflosigkeit waren, können Sie keinen Einfluss mehr nehmen. Ebenso wenig können Sie eine Vorhersage darüber treffen, welche Gedanken und Emotionen sich zukünftig in Ihrem Kopf breitmachen werden, und kontrollieren können Sie sie schon gleich gar nicht. Kontrolle haben Sie ausschließlich über Ihr Verhalten, und der entscheidende Faktor ist, darauf zu achten, dass Ihr Verhalten möglichst hilfreich ist. Ihre Haltung gegenüber Ihrer Schlaflosigkeit bestimmt diese, und nur Ihr Verhalten kann Sie aus dem Teufelskreis befreien und Sie zurück auf den richtigen Weg zu gutem Schlaf bringen.

Im Verlauf dieses Buches werden Sie langfristige Bewältigungsstrategien kennenlernen, mit denen Sie Ihre Schlaflosigkeit überwinden und die Ihnen bei der Entwicklung eines starken und robusten Schlafmusters helfen. Es ist an der Zeit, sich der zweiten Woche – dem Akzeptieren – zuzuwenden und Methoden kennenzulernen, die Ihren Schlaf verbessern, damit Sie Ihre Energie wieder in andere, lohnenswertere Bereiche Ihres Lebens investieren können.

WOCHE 2 ◉ AKZEPTIEREN

… was nicht zu ändern ist

«Ein an Pflichten reiches Leben ist arm,
wenn wir keine Zeit haben, innezuhalten
und die Augen schweifen zu lassen.»

WILLIAM HENRY DAVIES

Diese Woche wollen wir:

- Zeigen, dass guter Schlaf von selbst kommt, wenn man aufhört, darum zu ringen, und nichts tut.
- Verstehen, was guten Schlaf verhindert.
- Lernen, wie man tags und nachts Achtsamkeitsmethoden nutzen kann, um auf Schlaflosigkeit besser zu reagieren.

Die Kontrolle verlieren und den Schlaf finden

Nun wissen wir also, dass wir unseren Schlaf nicht kontrollieren können und dass allein schon der Versuch die Sache in den meisten Fällen verschlimmert. Allein das Wissen um die Zusammenhänge wird Sie jedoch noch nicht dazu bringen, Ihren Kontrollwunsch aufzugeben; schließlich hat er sich auch deshalb mit der Zeit entwickelt, weil Sie damit in so vielen anderen Situationen des Lebens Erfolg haben.

Es ist eine Tatsache, dass sich Schlaflosigkeit nicht mit Kontrolle beheben lässt, folglich müssen Sie auf einem anderen Weg aus dem Teufelskreis finden. Akzeptanz heißt, dass Sie den Kampf mit Ihrem schlechten Schlaf und dem einhergehenden Schmerz und Leid einstellen.

Wie kann Ihnen das zu gutem Schlaf verhelfen? Auf kurze Sicht bedeutet es, dass Sie Ihrem physischen Ringen, Ihrem emotionalen Ärger, Ihrem Grübeln und übertriebenen Energieverbrauch – alles Dinge, die Ihr Gehirn wach halten und Sie am Einschlafen hindern – ein Ende machen. Auf lange Sicht werden Sie das Zubettgehen wieder mit gutem Schlaf in Verbindung bringen, Sie schlafen ein, sobald Ihr Kopf das Kissen berührt, und Sie schlafen ungestört bis zum Aufwachen am Morgen durch. Darüber hinaus haben Sie den Vorteil, dass Sie, indem Sie auf das Kämpfen verzichten, Ihre Kraft für den neuen Tag aufsparen und sie nun wieder in ein reiches, erfülltes Leben investieren können, was wiederum Ihren Geist beruhigt und die Wahrscheinlichkeit für noch mehr erholsamen Schlaf in der nächsten Nacht erhöht. Unbeschwert lässt es sich leichter schlafen!

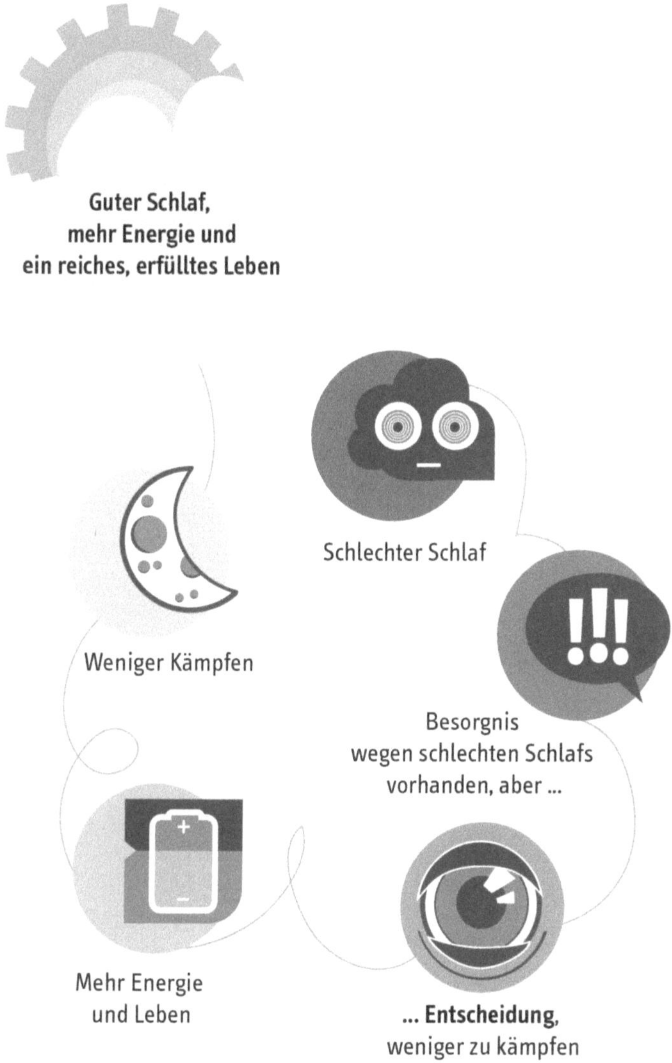
Guter Schlaf,
mehr Energie und
ein reiches, erfülltes Leben
Schlechter Schlaf
Weniger Kämpfen
Besorgnis
wegen schlechten Schlafs
vorhanden, aber ...
Mehr Energie
und Leben
... **Entscheidung**,
weniger zu kämpfen

Den Teufelskreis durchbrechen

FALLGESCHICHTE: Carlos und seine Widerwilligkeit

Als Carlos zu mir in die Sleep School kam, war er verzweifelt auf der Suche nach einem Mittel gegen seinen schlechten Schlaf, der ihn bereits fast ein Jahr lang quälte. Wie die meisten, die unter Schlaflosigkeit leiden, war er zu allem bereit, nur um eine Nacht guten Schlafs zu bekommen, und hatte seiner Schlaflosigkeit den Kampf angesagt. Statt sie zu bekämpfen, so erklärte ich ihm, sollte er sie lieber akzeptieren, denn es war sein kontinuierliches Anrennen gegen die Schlaflosigkeit, das sie erst zu einem großen Problem gemacht hatte. Diese Mitteilung schockierte ihn ebenso wie mein Wunsch, er möge in den kommenden paar Nächten möglichst schlecht schlafen, damit er seine «Schlaflosigkeits-dämonen» kennenlernen könne. Er verließ meine Praxis ernüchtert und äußerst entmutigt, weil er sich vorgestellt hatte, dass ich ihm neue Waffen für seinen Kampf in die Hand geben würde.

In dieser ersten Nacht probierte er einige der Hilfsmittel aus, die ich ihm vorgeschlagen hatte, nur um seine schlimmsten Befürchtungen bestätigt zu sehen, denn sie verhinderten nicht das Eintreffen seiner Ängste und anderer unerwünschter Gäste. Am nächsten Morgen rief er mich an, um mir zu berichten, wie er die ganze Nacht wach gelegen hatte und dass der Versuch, seine Ängste zu akzeptieren, sie noch schlimmer gemacht hatte. Er erklärte mir, er könne sich zwar vorstellen, dass meine Methoden bei anderen funktionierten, doch er sei nicht bereit, seine Schlaflosigkeit zu akzeptieren, und würde deshalb noch andere Wege suchen.

Was also steht zwischen Ihnen und Ihrem Schlaf?

Inzwischen haben Sie hoffentlich den Punkt im Programm erreicht, an dem Sie verstehen, wie Ihr Handeln Ihre Schlaflosigkeit verstärkt und dass Sie, wenn Sie sie akzeptieren, Ihre Schlacht schon zur Hälfte gewonnen haben. Bleibt nur die Frage zu beantworten: Werden Sie sich weiter wie bisher verhalten, oder sind Sie bereit, sich zu ändern?

Die gute Nachricht lautet, dass Ihnen nichts anderes im Weg steht als Sie sich selbst und dass Sie selbst die Macht haben, das zu ändern! Nachfolgend einige Gedanken, die Ihnen in dieser oder ähnlicher Art vermutlich gerade durch den Kopf gehen, die Sie aber überwinden müssen, wenn Sie Ihre Schlafprobleme loswerden wollen:

- **Das kann ich nicht.** Versagensängste gehören zu den augenfälligsten Ursachen für Schlaflosigkeit. Sie können entstehen, wenn Sie fürchten, den nächsten Tag nicht zu schaffen, sie sich sorgen wegen der damit einhergehenden Folgen oder wenn Sie meinen, das Einschlafen nicht wie alle anderen hinzubekommen. Das Fünf-Wochen-Programm der Sleep School lehrt Sie, dass es okay ist, nicht einschlafen zu können, weil Sie paradoxerweise nur dann schlafen können, wenn Sie Ihre Schlaflosigkeit hinnehmen.
- **Bestimmt tut es weh.** Man muss es nicht eigens erwähnen: Natürlich fühlen Sie sich am nächsten Tag nicht besonders gut, wenn Sie nicht geschlafen haben. Extreme Müdigkeit, allerlei Wehwehchen und Stimmungsschwankungen kommen im Zusammenhang mit Schlaflosigkeit in großer Zahl vor. Sie

sind zwar unangenehm, aber verursachen anders, als Ihr Kopf Ihnen weismachen will, keinesfalls wirkliche Schmerzen. Machen Sie sich frei von diesen Unannehmlichkeiten und öffnen Sie sich dafür, sie auszuhalten, statt Ihre Kraft auf das Ringen mit ihnen zu verschwenden.

- **Ohne Tabletten und andere Mittel kann ich nicht schlafen.** Wenn Sie aufgrund Ihrer Abhängigkeit von Medikamenten das Vertrauen in Ihre natürliche Schlaffähigkeit verlieren, kann das eine schwer zu nehmende Hürde sein, insbesondere dann, wenn das Wiedererlernen natürlichen Schlafens Entzugserscheinungen und zunächst einmal noch schlechteren Schlaf beinhaltet. Falls dies auf Sie zutrifft, dann seien Sie versichert, dass Sie in diesem Buch demnächst Hilfsmittel kennenlernen werden, die es Ihnen gestatten, Ihre Abhängigkeit zu überwinden und wieder gut zu schlafen. Dennoch ist es, wie bereits im vorhergehenden Kapitel erwähnt, wirklich wichtig, sich für die Dauer dieses Programms Unterstützung beim Hausarzt zu suchen.
- **Bei mir hat es ja doch keinen Sinn.** Tiefer Zweifel an der eigenen Fähigkeit, jemals wieder normal zu schlafen, ist weitverbreitet. Zahllose vergebliche Versuche, das Problem zu bewältigen, und der sich daraus ergebende schlechte Schlaf nagen auch an den optimistischsten Menschen. Sich mit der Schlaflosigkeit abzufinden, heißt jedoch, in diesem Zustand zu verharren. Wenn Sie Ihre Schlafprobleme hinter sich lassen wollen, dann akzeptieren Sie sie als Bestandteil Ihres Lebens.
- **Dazu bin ich zu dickköpfig.** Es kommt vor, dass Klienten sich für zu starrsinnig halten, um ihre Schlaflosigkeit zu überwinden. Sollte dies auf Sie zutreffen, dann müssen Sie sich klarmachen, dass es Ihr eigener Verstand ist, der Ihnen das

weismachen will, und dass es folglich an Ihnen liegt, ob Sie ihm glauben oder nicht.

- **Warum muss ausgerechnet mir so etwas passieren?** Wenn man sich nachts schlaflos im Bett hin und her wälzt, dann kann man leicht glauben, man sei der Einzige, der nicht schlafen kann. Tatsächlich sind Sie keineswegs der oder die Einzige, denn bis zu dreißig Prozent der Bevölkerung leiden wie Sie unter Schlaflosigkeit. Auch hier gilt wieder, dass Sie entscheiden, ob Sie sich so etwas weismachen lassen wollen oder ob Sie sich lieber von solchen Gedanken befreien.
- **Der Zeitpunkt ist falsch.** Viele Klienten verhindern ihr eigenes Vorankommen, weil der Zeitpunkt angeblich falsch ist (z. B. weil sie gerade zu viel Stress bei der Arbeit, gerade ein Baby bekommen haben oder ein Urlaub ansteht). Wenn Sie ehrlich sind, dann wird der ideale Zeitpunkt nie kommen, um ein Programm der Veränderung zu durchlaufen, und es hinauszuzögern bedeutet oftmals nichts anderes, als es zu vermeiden.
- **Dazu bin ich zu müde.** Müdigkeit kann eine schwere Hürde für Ihren Fortschritt sein, weil sie Ihre Motivation und Ihre Bereitschaft, sich mit Unannehmlichkeiten auseinanderzusetzen, verringert. Beispielsweise veranlasst die zusätzliche Müdigkeit, die die erste Zeit nach dem Absetzen der Tabletten prägt, Klienten bereits dazu, aufzugeben und lieber die paar Stunden des durch die Medikamente bewirkten Schlafs und die Mattigkeit am nächsten Tag zu akzeptieren. Wenn Sie sich weigern, den vorübergehend noch verstärkten Schlafmangel auszuhalten, dann heißt das, auf lange Sicht nicht zu erfahren, wie es sich anfühlt, am Morgen erfrischt aufzuwachen.

Sich mit solchen Hindernissen konfrontiert zu sehen, ist wie einen Marathon oder irgendeine andere Distanz zu laufen, die einen über seinen persönlichen Wohlfühlbereich hinaus fordert. An der Startlinie sind Sie noch voller Energie und guten Mutes und zweifeln nicht daran, das Ziel zu erreichen. Doch nach einer Weile tun Ihnen die Beine weh, Sie bekommen Krämpfe, Ihnen geht die Luft aus, und Sie schwitzen aus allen Poren. Auf einmal erscheint Ihnen die Aufgabe doch erheblich unangenehmer, als Sie erwartet haben, und Ihr Geist errichtet Barrieren, die Ihnen den Weg verstellen. Das ist der Augenblick der Wahrheit, der Sie mit der Frage konfrontiert, ob Sie aufhören oder weiterlaufen wollen. Wenn Sie sich zum Weitermachen entscheiden, dann nicht, weil Sie Schmerzen und Unbehagen lieben und noch mehr davon wollen, sondern weil Sie beides als unvermeidlichen Bestandteil der Reise sehen. Sie haben sich entschieden, dieses Rennen zu laufen, und deshalb akzeptieren Sie die Mühe, die das Laufen mit sich bringt.

Auf die gleiche Arte und Weise müssen Sie beim Durcharbeiten dieses Programms oder sogar während Sie nachts wach liegen, weil Sie auf Ihre gewohnten Pillen und Mittelchen verzichten, aushalten, was da kommt: die immer gleichen von Sorgen erfüllten Gedanken im Hinblick auf den kommenden Tag, das vertraute flaue Gefühl im Magen oder der Drang, aus dem Bett zu springen und den Fernseher anzuschalten. Sie haben zu diesem Zeitpunkt die Wahl, ob Sie sich Ihrer alten Hilfsmittel bedienen oder Ihren neuen Weg fortsetzen. Wenn Sie sich für den neuen Weg entscheiden, dann gewiss nicht, weil Sie gerne leiden, sondern weil Sie das tun wollen, was sie Ihrem Ziel, auf Dauer ein guter Schläfer zu werden und ein erfüllteres Leben zu führen, am nächsten bringt.

«Ich fühle mich, als hätte ich mein Leben zurückbekommen.
Mir graut es nicht mehr davor, ins Bett zu gehen,
und es gibt zwar Nächte, in denen ich nicht so gut schlafe,
doch statt dagegen anzukämpfen, akzeptiere ich sie, wie sie sind,
und bekomme wenigstens ein Minimum an Schlaf.»

KAREN, LONDON/GROSSBRITANNIEN

Ursprünglicher oder verstärkter Schmerz

Zwar ist es offensichtlich, welchen Vorteil es hat, unsere Ängste zu akzeptieren und sich ihnen zu stellen, doch fällt es vielen von uns trotzdem schwer, die Kontrolle aufzugeben, auch wenn wir das in anderen Bereichen tagtäglich tun. Wahrscheinlich sind Sie, um Probleme aus dem Weg zu räumen und voranzukommen, durchaus bereit, ein gewisses Maß an Unbehagen zu erdulden. Nehmen wir beispielsweise an, dass Sie sich entschlossen haben, eine Diät zu machen, um Ihr Gewicht zu reduzieren. Dann erwarten Sie Empfindungen wie Hunger und die Lust auf ungesundes Essen, ohne dem jedoch nachzugeben. Vielleicht entscheiden Sie sich für ein Training im Fitnessstudio oder für andere regelmäßige Fitnessübungen und sind deshalb bereit, den einhergehenden physischen Schmerz auszuhalten. Oder Sie akzeptieren die Entzugserscheinungen, weil Sie mit dem Rauchen aufhören wollen. Falls Sie jemals am eigenen Leib erfahren haben, wie es ist, wenn eine Beziehung zerbricht, dann wissen Sie, wie wichtig es ist, den Schmerz der Trennung anzunehmen, bevor Sie sich auf die Suche nach einem neuen Partner machen. Das Gleiche gilt, wenn man seinen Job verloren hat: Nur wenn man die schwierigen Umstände, die damit einhergehen, akzeptiert, findet man auch die Kraft, sich wieder neu zu orientieren. Und zuletzt: Ich bin sicher, dass einige von Ihnen bereits Erfahrungen mit dem Tod eines geliebten Angehörigen gemacht haben. Sie werden festgestellt haben, dass Sie erst dann in Ihr Leben zurückfinden konnten, nachdem Sie es sich gestattet hatten, den Schmerz des Verlusts und der Trauer zu spüren.

Die Schlaflosigkeit zu akzeptieren, bedeutet, sich bereitwillig in den mit ihr verbundenen Schmerz und in das Leid fallenzulassen, sich für sie Zeit zu nehmen und für sie Raum zu schaffen, obwohl Sie doch gerade all dies so verzweifelt kontrollieren und vermeiden wollten. Damit gestatten Sie es sich, wieder natürlich zu schlafen und Ihr Leben weiter voranzutreiben.

In dieser Situation kann es hilfreich sein, auf der Basis von Akzeptanz und Selbstverpflichtung Ihren Schmerz daraufhin zu überprüfen, ob er «ursprünglich» oder «verstärkt» ist. Als ursprünglichen Schmerz bezeichnen wir das, was sich auf natürliche Weise in Anbetracht der Risiken, Auslöser und Ankömmlinge Ihrer Schlaflosigkeit zeigt. Verstärkter Schmerz hingegen tritt jedes Mal dann auf, wenn Sie versuchen, Ihren ursprünglichen Schmerz zu kontrollieren und zu vermeiden.

Beispielsweise können Sie nichts an der Tatsache ändern, dass Sie ein ängstlicher Mensch sind und dass Ihr Risiko, unter Schlafproblemen zu leiden, deshalb geringfügig höher ist als bei anderen. Genauso wenig können Sie die Uhr zurückstellen und den Streit mit Ihrem Partner ungeschehen machen, der Sie nun wach hält und den Grundstein für Ihre Schlaflosigkeit legt. Sie können im Moment auch nichts dagegen unternehmen, dass Ihr Gehirn aus irgendeinem Grund gelernt hat, die Nacht mit Wachsein zu assoziieren. Ebenso wenig können Sie Gedanken wie den folgenden Einhalt gebieten: «Wenn ich jetzt nicht einschlafe, dann schaffe ich den morgigen Tag nicht», oder: «Ich werde noch verrückt, wenn ich jetzt nicht sofort einschlafe!» Das Gefühl von Einsamkeit und Wut, das Sie in der Nacht überfällt, können Sie nicht abstellen und auch nicht Ihre Depression und Verzweiflung während des Tages. An dem physischen Empfinden, dass sich in Ihrem Bauch ein Knoten bildet, weil Sie nicht einschlafen, können Sie nichts ändern. Sie können den Drang, eine Tablette zu nehmen um wenigstens ein paar Stunden zu schlafen, nicht unterbinden, und müssen mit Ihrem Schlafmangel zurechtkommen. Und zuletzt: Sie haben auch keinen Einfluss auf die Wirkung, den Ihre Schlaflosigkeit bereits jetzt auf Ihr Leben hat, etwa darauf, ob Sie eine Beziehung führen, einen Job behalten oder auch nur Ihre Gesundheit bewahren können.

Diese Liste der Hilflosigkeit ist lang, und Sie würden vermutlich auch Ihrem ärgsten Feind nichts dergleichen wünschen. Bevor Sie auch nur einen Schritt voran tun, ist es für Sie das A und O, Ihr durch Schlaflosigkeit bedingtes Unbehagen zu akzeptieren. Wie der amerikanische Psychologe Carl Rogers so zutreffend bemerkte: «Wenn ich mich so annehmen kann, wie ich bin, dann kann ich mich verändern.» Die Akzeptanz der Vergangenheit und der gegenwärtigen Situation (also des ursprünglichen Schmerzes) ist die erste Hürde auf dem Weg zurück in ein selbstbestimmtes Leben.

Und die gute Nachricht lautet: Sie haben Kontrolle über den verstärkten Schmerz, denn er ist nichts anderes als ein Produkt Ihrer zu geringen Bereitschaft, sich dem ursprünglichen Schmerz zu stellen. Ja, der überwiegende Teil Ihrer Schlaflosigkeit ist fast ausschließlich auf Ihr fortgesetztes Ringen mit Ihrem schlechten Schlaf zurückzuführen und keineswegs nur auf Ihren schlechten Schlaf selbst. Zum Beispiel ist es, wenn Sie an Schlaflosigkeit leiden, vollkommen normal, etwas zu denken wie: «Wenn ich jetzt nicht einschlafe, dann ist der morgige Tag nicht zu retten.» Doch es ist der krampfhafte Versuch, den Gedanken aus Ihrem Kopf zu vertreiben oder durch etwas Positiveres zu ersetzen, der Sie wach hält, und nicht der Gedanke selbst.

Denken Sie einen Moment über Ihren Schmerz und Ihr Unbehagen nach und darüber, welcher Anteil davon ursprünglich und welcher verstärkt ist. Für viele Schlaflose ist die Hälfte ihres Schmerzes die direkte Folge ihres Ringens mit dem ursprünglichen Schmerz.

Sie sind an einer Weggabelung angekommen, und es ist für Sie an der Zeit, darüber zu entscheiden, wie Sie mit Ihrer Schlaflosigkeit umgehen wollen. Es steht Ihnen frei, auch weiterhin um die Kontrolle über Ihren Schlaf zu kämpfen, um damit Schlaflosigkeit und deren Auswirkung für Ihr Leben zu vermeiden. Oder Sie entscheiden sich, den ursprünglichen Schmerz anzunehmen, und erhalten mit ihm natürlichen, tiefen, erfrischenden Schlaf und noch dazu ein neues Leben voller Vitalität und Energie.

FALLGESCHICHTE: Fortsetzung

Sechs Monate später erhielt ich einen Anruf von Carlos, und er teilte mir mit, dass er nun bereit sei, es mit meiner Methode zu versuchen. Er berichtete mir, wie er in dieser Zeit zahllose Herangehensweisen ausprobiert hatte, die ihm alle versprachen, seine Schlaflosigkeit zu beenden, es aber nicht taten. Trotz der verlorenen Zeit, des verschwendeten Geldes und der vergeudeten Energie war er zufrieden damit, herausgefunden zu haben, dass es keine rasche Lösung und keine Wunderpille gegen Schlaflosigkeit gab. Vor allem hatte er erkannt, dass er sich, um seine Schlafprobleme loszuwerden, dem Unbehagen des Nichtschlafens würde stellen müssen,

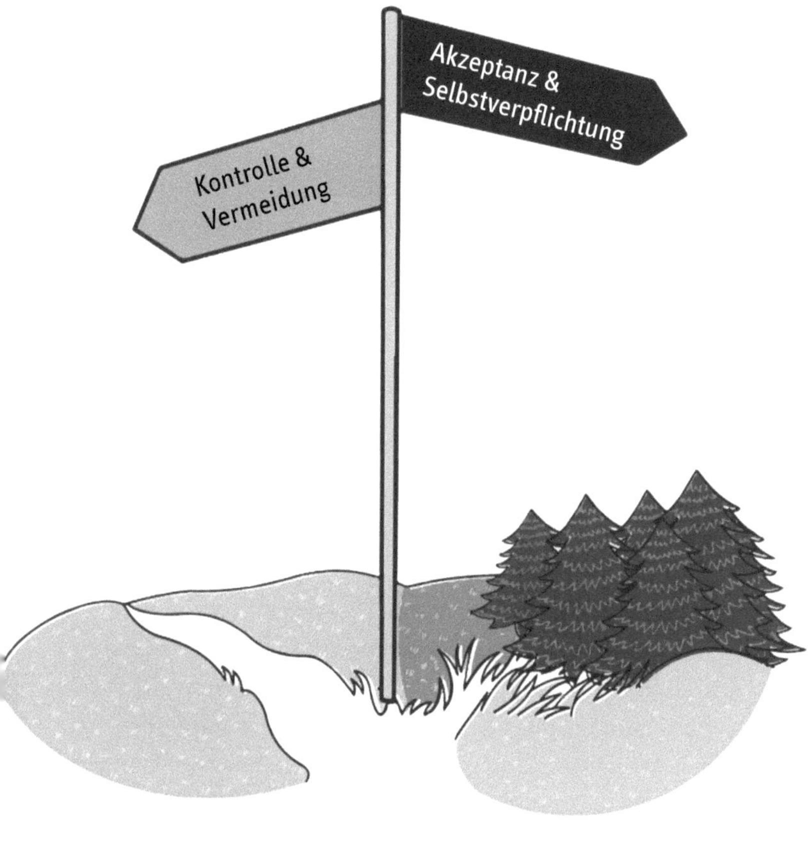

Die Weggabelung

das er so verzweifelt hatte vermeiden wollen. Ihm war außerdem klar, wie unbedeutend sein Unbehagen war, verglichen mit der Vorstellung, dass er für den Rest seines Lebens gegen seine Schlaflosigkeit würde kämpfen müssen.

Ist «Akzeptanz» nicht das Gleiche wie «Aufgeben»?

Viele Menschen verwechseln Akzeptanz mit dem eher negativen Aufgeben oder Resignation. Sie haben aufgegeben, wenn Sie meinen, dass Sie sowieso nie wieder gut schlafen werden, wenn Sie alles dagegen unternommen haben, aber nichts helfen wollte, oder wenn Sie glauben, dass Ihr Gehirn vergessen hat, wie man schläft, und Sie sich damit abfinden, für den Rest Ihres Lebens Schlaftabletten zu schlucken, und nichts Neues mehr probieren.

Wenn Sie aufgeben, versagen Sie sich selbst die Unterstützung, um vorwärtszukommen, und Ihnen stehen nur mehr zwei Möglichkeiten offen: Entweder es bleibt alles, wie es ist, oder es wird noch schlimmer.

Akzeptanz hingegen bedeutet, dass Sie Ihre Schlaflosigkeit annehmen und damit die Tatsache, dass die Dinge jetzt gerade so sind, wie sie sind. Das hat nichts mit Aufgeben oder Schwäche zu tun. Vielmehr ist es ein Zeichen echter Stärke, denn man braucht viel Mut, um den ursprünglichen Schmerz, der mitten in der Nacht aufzieht, auszuhalten. Es ist oft viel leichter, noch ein Glas Wein zu trinken, eine weitere Tablette zu nehmen oder die ganze Nacht vor dem Fernseher zu sitzen und die Schlaflosigkeit zu vermeiden, als sie wirklich zu ertragen. Doch tief im Inneren wissen wir, dass all unsere Mittelchen zwar eine rasche Lösung für die Nacht bieten, aber nicht auf Dauer wirken können.

Irgendwann kommt wie bei meinem Klienten Carlos der Zeitpunkt, und Sie müssen sich Ihren Ängsten stellen. Es stimmt, dass dies furchteinflößend und unangenehm sein kann, aber es kann auch eine große Erleichterung bedeuten. Wenn Schlaflose erkennen, dass sie ihren Kampf einstellen dürfen, dann fühlen sie sich oft leichter, mehr im Fluss mit ihren Problemen und nicht mehr nur von ihnen überwältigt. Ihre Schlaflosigkeit zu akzeptieren, ist daher kein Zeichen von Schwäche oder irgendein masochistischer Akt, sondern eine bewiesenermaßen hilfreiche Reaktion auf Monate oder Jahre des Ringens, verschwendete Energie und verpasste Gelegenheiten in Ihrem Leben.

Die hilfreichste Reaktion

Ihr Ziel ist es, wieder regelmäßig gut zu schlafen. Das Fünf-Wochen-Programm wird Ihnen dazu verhelfen, indem es Sie darin unterstützt, gute Voraussetzungen zum Schlafen zu schaffen, die Sie schläfrig machen, statt Sie wach zu halten. Hierzu müssen Sie sorgfältig abwägen zwischen Ihrer natürlichen Neigung zur Kontrolle und einem vorsichtigen Akzeptanzprozess. Das Gelassenheitsgebet beschreibt dieses Abwägen in größter Klarheit:

Gott, gib mir die Gelassenheit,
Dinge hinzunehmen, die ich nicht ändern kann,
den Mut, Dinge zu ändern, die ich ändern kann,
und die Weisheit, das eine vom anderen
zu unterscheiden.

Da die meisten von uns recht gut darin sind, die Dinge zu ändern, die uns in unserem Leben nicht gefallen, konzentriert sich das Fünf-Wochen-Programm darauf, das zu akzeptieren, was wir nicht ändern können. Wenn Sie immer noch Zweifel haben, dann betrachten Sie die Sache einmal folgendermaßen. Stellen Sie sich vor, dass Sie einen lauten Nachbarn haben, der Sie mit seiner Musik vom Schlafen abhält. In diesem Szenario haben Sie die Möglichkeit, Kontrolle auszuüben, denn Sie können zu Ihrem Nachbarn gehen und ihn bitten, die Musik leiser zu stellen. Doch wenn der Lärm in Ihrem eigenen Kopf von Ihren rasenden Gedanken verursacht wird, dann wird jeder Versuch, Ihren Gedanken Einhalt zu gebieten, sie nur noch lauter schreien lassen. In dieser Situation kann es für Sie hilfreicher sein, wenn Sie lernen, Ihre Beziehung zu Ihren Gedanken zu verändern.

«Seit ich mit dem Programm angefangen habe, geht es mir am nächsten Tag besser, wenn ich nachts einmal wach liege. Vorher habe ich die ganze Nacht mit dem Einschlafen gekämpft und war am nächsten Tag vollkommen groggy. Daraus habe ich gelernt, dass eigentlich das Ringen mit dem Einschlafen und nicht der Schlafmangel selbst den Schmerz verursacht.»

RICHARD, LONDON/GROSSBRITANNIEN

Hunderte von Menschen haben bisher ihren Nutzen aus unserem Fünf-Wochen-Programm gezogen und erfreuen sich nun regelmäßigen guten Schlafs. Das können Sie auch. Sie müssen sich einfach nur die in den nächsten Abschnitten beschriebenen praktischen Hilfsmittel zu eigen machen.

Achtsamkeit und Schlaf

Die Methoden, die Sie nun kennenlernen werden, überwinden Schlaflosigkeit auf revolutionäre Weise. Sie sind einzigartig, weil sie eben *nicht* das Ziel haben, Sie zum Schlafen zu bringen. Wie sie Ihnen helfen, wird offensichtlich, sobald Sie die Übungen machen, was Sie am Tag und auch in der Nacht tun können.

Ihre Schlaflosigkeit können Sie annehmen, indem Sie sich in einem ersten Schritt beim Kämpfen wahrnehmen. Was Sie nicht sehen, können Sie auch nicht loslassen. Das scheint offensichtlich, doch wir verfallen zu leicht in Muster achtlosen Denkens, wenn wir uns die Dinge, die um uns herum geschehen, und unser eigenes Verhalten nicht zuvor bewusst machen.

Oft kommt es vor, dass wir etwas tun oder an einem Gespräch teilnehmen, doch mit den Gedanken anderswo sind. Deshalb erinnern wir uns nicht an unser Tun und, was noch schlimmer ist, auch nicht an das, was der andere gesagt hat! Ein typisches Beispiel für mich ist es, wenn ich die Haustüre abschließe und fortgehe und mir dann Zweifel kommen, ob ich die Haustür abgeschlossen habe.

Auf diesem Niveau ist gedankenloses Handeln relativ harmlos und gehört ins Reich der Tagträume. Doch in Zeiten der Anspannung, etwa wenn es Ihnen nicht gelingt einzuschlafen, kann mangelndes Bewusstsein dessen, was gerade los ist, Sie weiterkämpfen lassen, ohne dass es Ihnen überhaupt bewusst ist. Entweder Sie verbringen den Tag unter einer Glocke aus Sorgen darüber, dass Sie zu wenig Schlaf bekommen haben, oder Sie stellen sich vor, wie schlecht es am nächsten Tag laufen wird, wenn Sie nicht endlich einschlafen. Nacht für Nacht bringen Sie damit zu, über eine Lösung für Ihre Schlaflosigkeit nachzugrübeln, und natürlich ist es dieses übermäßige Grübeln, das Sie wach hält. Trifft diese Beschreibung auf Sie zu?

Die gute Nachricht lautet: Sie verfügen bereits über alle Mittel, um zu erkennen, dass Sie selbst an den Fäden ziehen und sie einfach nur loslassen müssen. Was also bedeutet Achtsamkeit? Wenn ich meinem einjährigen Kind eine Rosine gebe, dann wird es sie neugierig und spielerisch untersuchen. Bevor die Rosine im Mund verschwindet, wird das Kind sie vermutlich in die Nase oder/und ins Ohr stecken. Es wird sie mit den Fingern betasten und, wie die Eltern meinen, eine Ewigkeit lang betrachten, bis es sich endlich überzeugen lässt, die Rosine zu essen. Im Augenblick zu leben, bedeutet, in einem fortdauernden langsamen Prozess außerhalb der Zeit alles zu erforschen. Beim Kind gibt es keine Voreingenommenheit, und wir sprechen deshalb davon, dass es einen «Anfängergeist» hat. Das Kind erforscht in diesem Moment auch noch das letzte Detail dieser Rosine, statt sie mit früher gegessenen Rosinen zu vergleichen oder sich vorzustellen, wie wohl die nächste schmecken wird. Das Kind lebt im *Jetzt*, und das können Sie auch!

Leider bauen wir mit der Zeit eine ganze Bibliothek von Erfahrungen auf, anhand derer wir Neues beurteilen und mit deren Inhalt wir es vergleichen können. Ihre Umgebung wird Ihnen vertrauter, und Ihr Leben nimmt an Fahrt auf, und in der Folge verbringen Sie immer weniger Zeit im gegenwärtigen Augenblick. Sie hasten umher, getrieben von der Illusion, dass Sie sich ausruhen dürfen, wenn Sie erst noch ein kleines bisschen mehr geschafft haben. Sicherlich wissen Sie, dass derartiges Denken eine Falle ist, die Sie rascher und rascher vorantreibt. Unter solchen Umständen haben Sie tatsächlich keine Zeit, um innezuhalten und den Duft der Rosen zu genießen. In diese Falle tappt man leicht und funktioniert danach nur noch auf Autopilot.

SCHLAF-FAKTEN

Sie müssen kein Buddhist sein, um von Achtsamkeit zu profitieren. Sie hat zu allen Zeiten ihren Platz in nahezu allen Weltkulturen und -religionen. Erforderlich ist nur Ihre Bereitschaft, willentlich auf den Augenblick zu achten, der sich vor Ihnen entfaltet.

Überall auf der Welt wird inzwischen zur Achtsamkeit geraten. In den letzten Jahren wurde umfangreiche Forschung betrieben, um die positive Wirkung einer Achtsamkeitsschulung bei einer Reihe von Erkrankungen wie Zwangsstörungen, chronischem Schmerz, Angstzuständen, Depression, Drogenmissbrauch und Schlaflosigkeit nachzuweisen.

Wie bei Schlaflosigkeit werden viele dieser Erkrankungen verstärkt durch unseren wenig hilfreichen Versuch, die Kontrolle über den Schmerz des Hier und Jetzt zu erlangen und eine Lösung zu finden. Achtsamkeitsschulungen sind ein sanfter Weg, um solches Unbehagen, wie es erforderlich ist, zu ertragen, anzunehmen und zu würdigen.

Achtsamkeit ist ein wichtiger Baustein der Therapie auf der Basis von Akzeptanz und Selbstverpflichtung und ein bedeutendes Werkzeug des Fünf-Wochen-Programms.

«Ich versuche, nun möglichst den ganzen Tag lang achtsam zu sein. Dieser Achtsamkeitsschulung verdanke ich besseren Schlaf, als ich jemals zuvor hatte. Achtsamkeitspraktiken, also die Konzentration auf meinen Atem und meine sinnlichen Wahrnehmungen, finde ich besonders hilfreich, weil ich zwei kleine Kinder habe. Da kann es leicht geschehen, dass man sich verzettelt oder ins Grübeln gerät, doch diese

Techniken helfen mir immer wieder zurück ins Hier und Jetzt, unterstützen mich darin, innezuhalten und den Augenblick zu genießen, der nur allzu rasch verfliegt.»

NIKKI, LONDON/GROSSBRITANNIEN

FALLGESCHICHTE: Fortsetzung

Damit Carlos aufhören konnte, mit seiner Schlaflosigkeit zu kämpfen, musste er sich erst auf frischer Tat dabei ertappen. Zu diesem Zweck verlangte ich von ihm, sich ganz auf den gegenwärtigen Augenblick zu konzentrieren, statt sich immer nur darüber Sorgen zu machen, wie schlecht er in der vorhergehenden Nacht geschlafen hatte und wie schlimm es werden würde, wenn er eine weitere Nacht keinen Schlaf fand. Er hatte schon einmal etwas von Achtsamkeit gehört, meinte jedoch immer, darin nicht gut sein zu können, weil sein Geist unablässig einen Gedanken nach dem anderen produziere. In unserer Sitzung brachte ich ihm bei, wie er sich am Tag und in der Nacht auf die Wahrnehmungen seiner Sinne konzentrieren konnte, um sich im gegenwärtigen Augenblick zu verankern. Ich erklärte ihm, dass er seinen Geist zwar nicht am Wandern hindern könne, aber er habe die Möglichkeit, sich von solchen ablenkenden Gedanken abzuwenden und stattdessen in den gegenwärtigen Augenblick zurückzukehren.

Nach einer Woche des Übens beschrieb er mir, dass ihm nachts nun die Wahrnehmung der Berührung seines Körpers durch das Bett und die Bettdecke helfe, sich von seinen sorgenvollen Gedanken zu lösen. Er zeigte sich überrascht, dass ihm seine Gedanken nun weniger hektisch erschienen, wenn er sie erst beobachtete und dann davonziehen ließ, statt

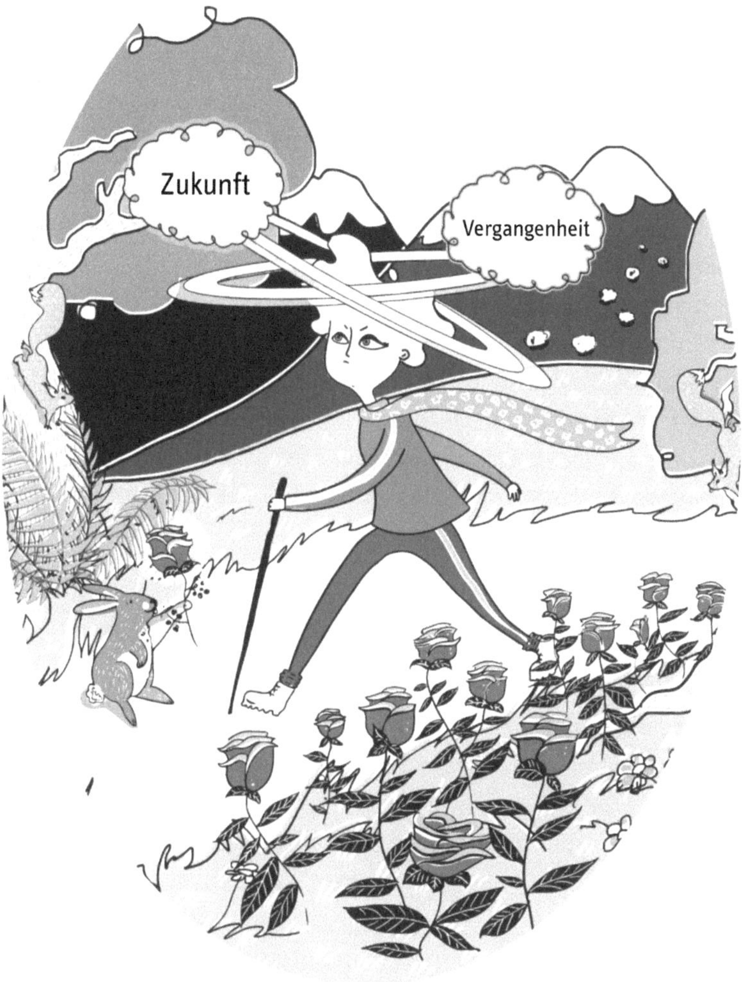

Keine Zeit für den Duft der Rosen

ihnen zu folgen, und er konnte nun viel entspannter damit umgehen, wenn er nachts wach lag.

Die achtsame Wahrnehmung schulen

Die achtsame Wahrnehmung dessen, wo Sie sich befinden und was Sie gerade erleben, verlangt, auch das zu bemerken, was Ihnen nicht gefällt. Das heißt, sich die Aktivitäten von Geist und Körper bewusst zu machen, die ablaufen, während Sie wach liegen, sie zuzulassen und sie eben nicht zu verdrängen oder zu vermeiden. Achtsamkeit verlangt von Ihnen, Ihre Schlaflosigkeit immer wieder neu wahrzunehmen, statt sie nur durch den Schleier bereits gefällter Verurteilungen zu sehen. Damit unterstützen Sie sich selbst auf die bestmögliche Weise. Burch Vidyamala drückt es folgendermaßen aus:

«Lebe im Augenblick,
Bemerke bewusst, was geschieht,
Wähle bewusst deine Reaktion
auf deine Wahrnehmungen,
Statt dich von Gewohnheiten treiben zu lassen.»[3]

Ich mag dieses Zitat, weil es den zentralen Aspekt der Achtsamkeit hervorhebt: Sie haben immer die Wahl, wie Sie auf das, was Sie wahrnehmen, reagieren wollen; auch wenn Sie sich gewohnheitsmäßig auf wenig hilfreiche Gedanken einlassen oder Tabletten nehmen, um die Kontrolle über Ihren Schlaf zu erlangen, ist es möglich, diese Gewohnheiten zu durchbrechen, wenn Sie sich dabei beobachten und sich bewusst dagegen entscheiden, sich ihnen weiter zu unterwerfen.

Wenn Sie sich in der Gegenwart aufhalten, dann nehmen Sie wahr, was wirklich geschieht. Sich beim Ringen um Schlaf zu beobachten, kann bereits hilfreich sein, denn damit durchbrechen Sie den Automatismus und werden vom Getriebenen zum Handelnden.

Haben Sie schon einmal bemerkt, um wie vieles leichter es ist, die Probleme anderer zu sehen und ihnen Rat zu geben, als mit den eigenen Schwierigkeiten zurechtzukommen? Achtsamkeit gestattet Ihnen von außen einen Blick auf Ihre Probleme und befähigt Sie, auf hilfreiche Weise auf den gegenwärtigen Stress in Ihrem Leben zu reagieren.

Die Methoden, die Sie gleich kennenlernen werden, helfen Ihnen, sich selbst zu sehen, wenn Sie in der Nacht oder am Tag kämpfen, und sich die mitfühlende Unterstützung zu gewähren, die Sie auch einem bedürftigen Freund oder einer bedürftigen Freundin gegenüber aufbringen würden.

Damit Ihnen dies gelingt, finden Sie nachfolgend fünf Achtsamkeitsübungen, mit denen Sie gleich anfangen können. Jede baut auf Ihrer natürlichen Begabung zur Achtsamkeit auf und gibt Ihnen eine Reihe wirkungsvoller Werkzeuge an die Hand, die Sie sowohl nachts als auch am Tag einsetzen können. Sie kosten Sie nur ein paar Minuten Ihrer Zeit. Bevor Sie loslegen, lesen Sie sich die nachfolgenden drei einfachen Richtlinien durch; sie helfen Ihnen bei der Durchführung der Übungen:

- **Achtsamkeit zielt nicht darauf ab, Ihnen den Schlaf zu bringen.** Wenn Sie sich in Achtsamkeit üben, dann fahren Ihr Geist und Ihr Körper auf natürliche Weise ihr Tempo zurück, da Sie sich nun entschließen, alles, was los ist, von einem Augenblick zum nächsten wahrzunehmen.

Damit fördern Sie Ihre Entspannung, werden möglicherweise schläfrig und bemerken an sich vielleicht das erste Mal seit einiger Zeit das Bedürfnis zu gähnen! Auch wenn das natürlich schön ist, müssen Sie sich daran erinnern, dass es darum bei der Achtsamkeit nicht geht und dass Sie, falls Sie Ihre Achtsamkeitsschulung als Schlafmittel missbrauchen sollten, guten Schlaf für sich nur in immer weitere Ferne rücken.

- **Schweifende Gedanken sind gestattet.** Bei der Achtsamkeit geht es *nicht* darum, den Geist zu leeren. Es ist vollkommen normal, dass Ihr Geist während der Übung umherschweift und einen Gedanken, eine Erinnerung oder irgendeine andere Ablenkung aufgreift. Falls dies geschieht, dann sagen Sie leise: «Danke, lieber Geist», und richten Ihre Aufmerksamkeit wieder zurück auf das, womit Sie eben noch beschäftigt waren. Es spielt keine Rolle, wie oft Ihr Geist abschweift; wichtig ist nur, dass Sie sein Abschweifen bemerken und sich dann entscheiden, Ihre Gedanken zum Hier und Jetzt zurückzubringen.
- **Die Zeit ist jetzt.** Nehmen Sie sich vor, mehrmals am Tag zu üben. Es ist möglich, jederzeit und an jedem Ort, der Ihnen vorschwebt, zu üben. Sie können es tun, wenn Sie auf dem Weg zur Arbeit sind, auf einer Parkbank sitzen, vor der Kasse im Supermarkt anstehen, das Abendbrot zubereiten oder auch wenn Sie im Bett liegen. Nehmen Sie sich einfach die Zeit, um das zu beachten, was in dem Augenblick gerade geschieht.

ÜBUNG: Mit den Sinnen wahrnehmen

Hier geht es darum, sich von Augenblick zu Augenblick auf die Sinne einzulassen.

- Um anzufangen, suchen Sie sich einen bequemen Ort zum Sitzen oder Stehen, schließen Ihre Augen und nehmen sich einen Augenblick, um runterzukommen.
- Wenn Sie bereit sind, dann richten Sie Ihr Bewusstsein sanft auf Ihre Sinne, also auf das, was Sie jetzt gerade in Ihrer Umgebung hören, fühlen, riechen, schmecken oder – falls Ihre Augen offen sind – sehen können. Zählen Sie einfach alles auf, was Sie wahrnehmen – entweder laut oder still im Kopf. Zum Beispiel: «Ich höre einen Vogel», oder: «Ich spüre, wie sich der Stuhl in meinen Rücken drückt.»
- Konzentrieren Sie sich ungefähr zehn Sekunden lang auf jede Wahrnehmung, bevor Sie sich der nächsten zuwenden. Wenn Sie nichts wahrnehmen, weil es beispielsweise nichts zu riechen gibt, dann benennen Sie auch dies und wenden sich dann einem Ihrer anderen Sinne zu.
- Wenn Ihre Gedanken abschweifen, was vermutlich passieren wird, dann danken Sie Ihrem Geist für die Ablenkung und richten Ihre Aufmerksamkeit zurück auf Ihre Sinneswahrnehmungen.

Wann und wo anwendbar?

Diese Übung kann man jederzeit und überall, bei Tag und bei Nacht machen – je häufiger, desto besser! Sie können üben, während Sie die Straße hinuntergehen, zu Hause sitzen oder sogar während Sie nachts im Bett liegen. Sie können Sie mit geschlossenen und mit offenen Augen machen oder, falls Sie Herausforderungen lieben, versuchen, mit jedem Sinn drei Wahrnehmungen zu machen, bevor Sie mit dem nächsten Sinn weitermachen.

Ihre Gedanken wahrnehmen

Wir sind fähig, Dinge wahrzunehmen und über sie nachzudenken. Vielleicht ist Ihnen schon aufgefallen, dass Sie mehr Zeit mit dem Nachdenken als mit dem Wahrnehmen verbringen. Vor kurzem sah ich im Urlaub einen ganz erstaunlichen Sonnenuntergang. Sobald ich ihn bemerkte, dachte ich leider, dass ich davon ein Foto machen und es auf Facebook posten sollte. Während ich meine Kamera suchte, schweiften meine Gedanken zu meinen Freunden ab, die mein Foto bestimmt kommentieren würden. Ich brauchte fünf Minuten, um meine Kamera zu finden. Dann hatte ich den schönsten Teil des Sonnenuntergangs verpasst, und ein Foto gelang mir auch nicht! Diese Erfahrung lehrte mich, dass ich das Abschweifen meiner Gedanken und den Drang, sie zur Grundlage meines Handelns zu machen, zwar nicht hätte verhindern können, eine andere Reaktion auf sie wäre aber sehr wohl möglich gewesen. Hätte ich jeden der hereinkommenden Gedanken einfach nur anerkannt und dann meine Aufmerksamkeit zurück auf die Schönheit des Sonnenuntergangs gerichtet, dann wäre mir nicht entgangen, wie die Sonne langsam und in aller Pracht hinter dem Horizont versank.

Ihre Gedanken können Ihr Verhalten entscheidend beeinflussen; doch, und sich das klarzumachen, ist besonders wichtig, sie müssen Ihr Handeln nicht bestimmen. Sie haben immer eine Wahl! Es sich bewusst zu machen, dass es zwei von Ihnen

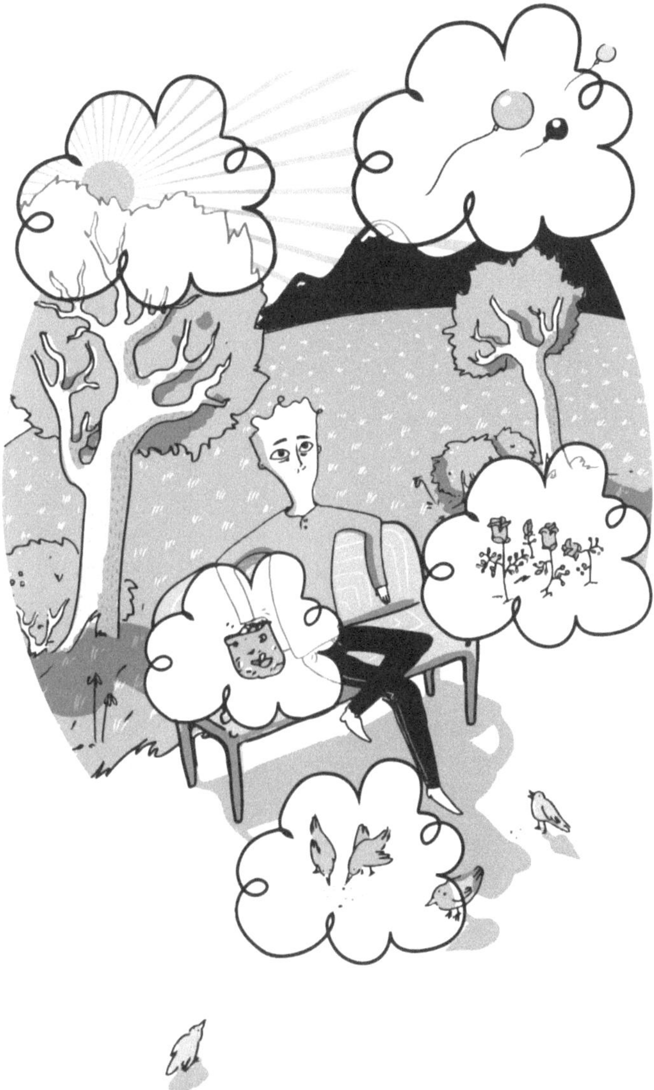

Ihre Sinneswahrnehmungen bemerken

sind, die gerade dieses Buch lesen, kommt Ihnen vielleicht merkwürdig vor, doch es ist äußerst wichtig, zwischen «Ihnen», der Person, die die Wörter auf den Seiten wahrnimmt, und Ihrem «denkenden Geist», der Person, die über die Worte auf der Seite nachdenkt, zu unterscheiden. Den Denker wahrzunehmen, hilft Ihnen zu erkennen, dass Sie und Ihre Gedanken zweierlei sind. Befassen wir uns mit der nachfolgenden Übung, damit Sie verstehen, was ich meine.

ÜBUNG: Den Denker wahrnehmen

- Schließen Sie die Augen für dreißig Sekunden, und achten Sie auf alle Gedanken und Bilder, die Ihnen in dieser Zeit durch den Kopf schießen.
- Sobald ein Gedanke oder ein Bild auftaucht, sagen Sie laut oder im Stillen das Wort «Gedanke» und kehren mit Ihrer Aufmerksamkeit sanft zur Wahrnehmung zurück, um herauszufinden, ob noch mehr kommt.
- Wenn Sie möchten, können Sie Ihren Gedanken mit einer Beschreibung etikettieren wie etwa «Arbeit», «Essen», «Beziehung» oder was auch immer sonst zutrifft. Wenn keine Gedanken in Erscheinung treten, was manchmal vorkommen kann, dann denken Sie vielleicht, dass kein Gedanke kommt, was für sich genommen doch wieder ein Gedanke ist.

Wenn Sie sich daran gewöhnen, Ihre Gedanken auf diese Weise zu betrachten und zu bezeichnen, dann verringert sich das Risiko, dass Sie sich automatisch mit Ihren Gedanken identifizieren und an ihnen hängen bleiben.

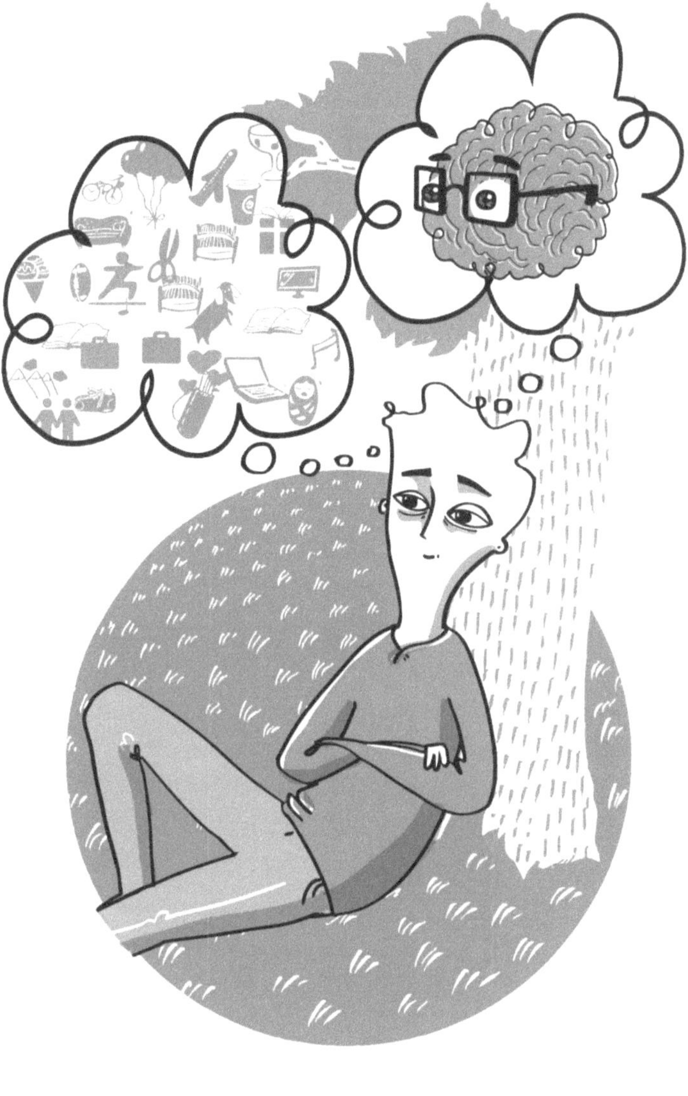

Den Denker wahrnehmen

Ihren urteilenden Geist wahrnehmen

Jetzt haben wir also festgestellt, dass wir fähig sind, Dinge, die gerade geschehen, sowohl wahrzunehmen als auch über sie nachzudenken. Nun wollen wir uns mit der Frage befassen, auf welche Weise dies zugleich hilfreich und alles andere als hilfreich sein kann.

Wenn Sie etwas bemerken, dann beschreiben Sie einfach die nüchternen Fakten, wie sie in der Wirklichkeit existieren. Folglich sind Sie objektiv beziehungsweise urteilsfrei. Zum Beispiel: Wäre ich einfach geblieben, um den Sonnenuntergang zu betrachten, dann hätte ich die unterschiedlichen, sich von Augenblick zu Augenblick verändernden Farben und Formen der untergehenden Sonne bemerkt. Ich hätte das Gesehene einfach wahrgenommen und aufgezählt. Eine wichtige Eigenschaft von derartigem Sehen ist, dass es seine Basis im Hier und Jetzt hat. Wenn Sie also eine andere Person fragten, was sie zum gleichen Zeitpunkt und am gleichen Ort gesehen habe, dann gäbe sie vermutlich fast die gleiche Beschreibung ab.

Wenn Sie jedoch denken, dann sind Sie subjektiv und bewerten, was Sie wahrnehmen, auf der Basis vergangener Erfahrungen. Folglich fußen Sie nicht mehr ausschließlich in der Wirklichkeit. Ich zum Beispiel sah den Sonnenuntergang, bewertete ihn auf der Basis aller anderen Sonnenuntergänge, die ich bisher in meinem Leben gesehen hatte, und entschloss mich, weil ich ihn als einen der besten empfand, meine Kamera zu holen. Dieser Gedanke fußte nicht auf der Wirklichkeit, sondern auf der Sammlung meiner bisher gesehenen im Kopf abgespeicherten Sonnenuntergänge. Hätte ein anderer «meinen» Sonnenuntergang gesehen, dann wäre seine Meinung auf der Basis seiner Erfahrungen vielleicht eine völlig andere gewesen. Interessant ist, wie dieser erste Gedanke andere nach sich zieht: Ich will ein Foto machen, um es mit anderen zu teilen, und ich blicke sogar noch weiter in die Zukunft und stelle mir ihre Reaktion auf das Foto vor. Sie erkennen fraglos, dass ich mich mit jedem hinzukommenden Gedanken immer weiter von der Wirklichkeit entfernte und immer tiefer in das Labyrinth meines eigenen Geistes geriet.

Den Unterschied zwischen Beschreiben und Einordnen zu verstehen, ist daher entscheidend, wenn es um die Reaktion auf Ihre Schlafprobleme geht. Wenn Sie hellwach im Bett liegen und spüren, wie laut Ihr Herz klopft, was kommt Ihnen dann in den Sinn? Bei den meisten Schlaflosen ist es als Erstes eine Einordnung in der Art «Wenn mein Herz nicht bald etwas langsamer schlägt, dann werde ich nicht einschlafen können oder, was noch schlimmer wäre, einen Herzschlag erleiden». Ganz offensichtlich ist eine solche Bewertung nicht hilfreich, weil sie eine weitere Adrenalinausschüttung bewirkt und den Herzschlag noch weiter beschleunigt! Sie veranlasst außerdem wenig hilfreiche Abwehrmaßnahmen beispielsweise in Form von Entspannungsstrategien, um die Herzrate wieder zu reduzieren. Bleiben sie ohne Erfolg, dann führen sie zu Frustration, einer weiteren Adrenalinausschüttung, größerem Herzrasen und schließlich vielleicht zu Panikattacken.

Gelingt es Ihnen hingegen, Ihre Wahrnehmungen objektiv zu benennen, indem Sie Worte sagen wie: «Ich kann spüren, wie mein Herz in meiner Brust hektisch schlägt», dann heißt das, Sie akzeptieren das Gegenwärtige hier und jetzt, ohne irgendwelche weiteren wenig hilfreichen Beurteilungen oder Emotionen hinzuzufügen.

Es ist paradox: Sie verzichten darauf, Ihr rasendes Herz zu bremsen, und machen es dennoch nicht schlimmer, weil Sie keine weitere Adrenalinausschüttung bewirken. Ein Kernbestandteil des Programms ist es, dass Sie auf jegliches Unbehagen im Zusammenhang mit Ihrer Schlaflosigkeit bei Tag und bei Nacht auf diese objektive und achtsame Weise reagieren. Vielleicht müssen Sie diese Art der Wahrnehmung ein bisschen üben, aber wenn es Ihnen gelingt, dann erreichen Sie mehr als nur die Verbesserung Ihres Schlafs.

«Zu meinen größten Freuden gehört es, so oft wie möglich einen langen Spaziergang zu machen – dabei habe ich ausreichend Gelegenheit, um mich in Achtsamkeit zu üben. Früher marschierte ich, je nachdem, in welchem Geisteszustand ich mich befand, entweder entschlossen drauflos – versunken in meine Gedanken (meist in Gestalt von Sorgen) und meist ohne auf meine Umgebung zu achten, jedoch glücklich darüber, im Freien zu sein. Oder aber ich schlenderte unterbrochen von vielen Pausen, in denen ich den Blick genoss. Nun, da ich meine Achtsamkeit geschult habe, bemerke ich, egal, in welcher Stimmung ich bin, die Art wie ich gehe, den Klang meiner Schritte und das Schwingen meiner Arme. Meine Atmung ist mir bewusster, und ich nehme wahr, mit welchen Kapriolen das Wetter mich beglückt. Ich habe das Gefühl, in meinem Sehen und Hören wacher zu sein, und ich freue mich jeden Tag aufs Neue auf diese Meditation im Gehen.»

JENNIFER, LONDON/GROSSBRITANNIEN

Ihren Atem wahrnehmen

Die Regelmäßigkeit unseres Atems macht ihn zu einem wunderbaren Anker im Jetzt, und die Tatsache, dass wir jeden beliebigen Augenblick dazu wählen können und dass er nichts kostet, macht den Atem zu einem einzigartigen Werkzeug der Achtsamkeitsschulung. Außerdem ist der Atem leichter zu beobachten als irgendein anderer Sinneseindruck, was erklärt, warum erfahrene und unerfahrene Meditierende an ihm üben.

ÜBUNG: Den Atem wahrnehmen

In dieser Übung werden Sie lernen, Ihren Atem wahrzunehmen und als Anker im Jetzt zu nutzen.

- Suchen Sie sich einen bequemen Stuhl an einem stillen Ort und setzen Sie sich mit geschlossenen Augen oder auf den Boden gerichtetem Blick möglichst bequem hin.
- Richten Sie Ihr Bewusstsein auf Ihren Atem, um die physischen Reaktionen zu beobachten, die der herein- und herausströmende Atem in Ihnen bewirkt. Beispielsweise könnten Sie das Heben und Senken Ihrer Brust oder Ihres Bauches wahrnehmen, oder Sie spüren vielleicht, wie Sie die Luft durch die Nase einsaugen und ausstoßen. Sie tun nicht mehr, als das zu beobachten, was es bei normalem Atmen zu beobachten gibt. Beobachten Sie beim Atmen den Körperbereich, bei dem es Ihnen am leichtesten fällt. Wenn Sie wollen, können Sie Ihre Atemzüge zählen: Sagen Sie beim Einatmen «eins» und beim Ausatmen «zwei», fahren Sie darin fort, bis Sie bei zehn ankommen, und fangen Sie dann wieder von vorn an.
- Geben Sie nicht der Versuchung nach, Ihren Atem irgendwie beeinflussen zu wollen, Tiefenatmung zu versuchen oder auszuprobieren, wie weit Sie Ihre Lungen füllen können – darum geht es in dieser Übung nicht.
- Möglicherweise stellen Sie, während Sie Ihren Atem beobachten, fest, dass Ihre Gedanken abschweifen und dass

Sie sich vorübergehend von einem Bild, einem Klang oder einer Erinnerung ablenken lassen. Wenn dies geschieht, dann heißen Sie Ihre Abschweifung mit einem freundlichen Gruß willkommen, etwa mit: «Hallo, Gedanke», oder: «Vielen dank, mein lieber Geist.» Dann lassen Sie die Gedanken wieder los und richten Ihr Bewusstsein neuerlich auf Ihren Atem.

- Wenn Ihr Geist abschweift, dann tun Sie nichts anderes, als Ihren Geist zurück auf Ihren Atem zu lenken. Ziel ist es, eine freundliche Beziehung zu allem aufzubauen, was immer in Ihrem Geist auftaucht, auch dann wenn solche Gedanken mitten in der Nacht alles andere als hilfreich sind.

Wann und wo anwendbar?

Selbstverständlich kann man die Übung jederzeit und überall für eine beliebige Zeitspanne machen, aber zu Beginn sollten Sie drei Zeitspannen von je drei Minuten dafür vorsehen, am besten eine am Morgen, eine mittags und eine am Abend. Mit zunehmendem Fortschritt können Sie die Zeitspannen auf bis zu zehn Minuten verlängern oder die Übung häufiger wiederholen, aber nur wenn Sie wollen. Üben können Sie außerdem, wenn Sie nachts im Bett wach liegen.

Hilfreiche Tipps

Dranbleiben. Damit Sie daran denken zu üben, schreiben Sie sich Notizzettel und kleben sie dorthin, wo Sie sie sehen, oder Sie erinnern sich mittels Handy oder Uhr. Inzwischen gibt es auch Apps für das Smartphone, die Sie erinnern und Ihr Üben dokumentieren.

Vergleichen überflüssig. Mit achtsamem Atmen nehmen Sie wahr, was im Jetzt geschieht. Es ist also unsinnig, Ihre einzelnen Übungssitzungen miteinander zu vergleichen. Sobald Ihr Geist anfängt, Ihr Üben zu beurteilen mit Sätzen wie: «Heute Morgen war ich aber viel besser», oder: «Heute mache ich es aber wirklich gut, weil keine Gedanken kommen», dann bestätigen Sie diese Sätze, indem Sie Ihrem Geist für sie danken, und kehren zurück zu Ihrer Atmung.

Selbstbezichtigung. Bei den ersten Versuchen kann es leicht geschehen, dass Ihr «urteilender Geist» Ihnen sagt, dass Sie «alles falsch» machen oder dass Sie «mehr empfinden» sollten. Wenn das geschieht, dann können Sie davon ausgehen, alles richtig zu machen, denn Sie kümmern sich um nichts anderes als um Ihren Atem. Sie bemühen sich nicht um irgendeine besondere Atmung, die Ihnen besondere Entspannung oder den Schlaf bringt!

Gedankenleere. Anfangs beobachten Sie sich vielleicht dabei, dass Sie eine Art gedankenfreien Raum oder einen leeren Geist erzeugen wollen, denn wenn Sie Ihren Geist zum Schweigen bringen könnten, würden Sie auch schlafen. Das hört sich zwar wie eine gute Idee an, ist aber doch nur eine Falle Ihres Kontrollbedürfnisses und ruft noch mehr Gedanken hervor. Sie wollen das Gegenteil erreichen und Ihren Geist öffnen, Platz für Gedanken schaffen, sie begrüßen, dann sanft verabschieden und zu Ihrem Atem zurückkehren.

Loslassen. Das Wort «loslassen» kann leicht als «loswerden» missverstanden werden. Es bedeutet jedoch das Gleiche wie «seinlassen», und das heißt, dass Sie es Ihren Gedanken gestatten, am gleichen Ort zu sein wie Sie, sich aber nicht mehr auf sie konzentrieren oder gegen sie ankämpfen. Das meine ich, wenn ich von Loslassen und Sanft-Ihre-Konzentration-zurück-auf-den-Atem-Richten spreche.

Gute Absichten. Bevor Sie mit dem Üben beginnen, nehmen Sie sich einen Moment, um zu überprüfen, ob Sie damit irgendwelche Absichten verbinden wie etwa: «Ich übe, damit ich entspannen und einschlafen kann», oder: «Ich übe, um mein Leben wieder in den Griff zu bekommen.» Falls solche Absichten vorhanden sind, bestätigen Sie sie und lassen sie dann los, um zur Konzentration auf Ihren Atem zurückzukehren. Der urteilende Geist kann Achtsamkeit leicht als Mittel missverstehen, das Ihnen helfen soll, in den Schlaf zu finden, doch darum geht es nicht. Achtsamkeit hat keine Agenda.

Panikgefühle. Bei manchen Klienten löst allein schon die Vorstellung, dass sie sich auf ihren Atem konzentrieren sollen, Atemnot aus. Zahllose Nächte, in denen Sie mit Tiefenatmung versucht haben, in den Schlaf zu finden oder Ängste loszuwerden, haben die Konzentration auf den Atem fest mit Wachheit und Ängsten verknüpft. Falls es Ihnen ebenso geht, dann rate ich Ihnen, Ihre Aufmerksamkeit zunächst auf einen anderen Bereich Ihres Körpers zu richten wie zum Beispiel auf Ihren Herzschlag. Später im Buch werden Sie Techniken kennenlernen, die Ihnen helfen, sich an solche Ängste heranzuwagen und zu normaler Atmung zurückzukehren.

FALLGESCHICHTE: Fortsetzung

Als Bestandteil von Carlos' Achtsamkeitsschulung brachte ich ihm achtsames Atmen bei. Doch sobald er sich auf seinen Atem konzentrierte, berichtete er von aufkommenden Ängsten und wollte aufhören. Er erklärte mir, wie er in zahllosen Nächten in der Hoffnung auf Schlaf Tiefenatmung probiert hatte und jedes Mal frustriert war, weil es nicht geklappt oder ihn in manchen Nächten sogar noch wacher gemacht hatte. Folglich zeigte er wenig Bereitschaft, Methoden auszuprobieren, in denen es ums Atmen ging, weil er zu wissen meinte, dass sie bei ihm nicht funktionieren würden.

Ich erklärte ihm, dass dieser Zusammenhang häufig zu beobachten sei. Weil er die Tiefenatmung als Mittel zum Einschlafen missbraucht habe, habe sich eine negative Assoziation mit seiner Atmung verbunden. Ich erinnerte ihn daran, dass es bei der Achtsamkeitsschulung darum gehe, den Teil seines Gehirns zu beschäftigen, der beobachtet, was im Augenblick geschieht; es gehe nicht darum, Entspannung oder den Schlaf herbeizuführen. Ich versicherte ihm, dass ich ihn nicht habe dazu bringen wollen, seine Atmung zu verändern; er habe sich lediglich auf die Bewegung seiner Atmung konzentrieren sollen. Doch im Augenblick sei es besser, wenn er für seine Aufmerksamkeit einen anderen Anker wie zum Beispiel seinen Herzschlag finden und zu seinem Atem erst dann zurückkehren würde, wenn er eine gewisse Übung habe.

Ihre Empfindungen und Bedürfnisse wahrnehmen

In jedem Augenblick eines jeden Tages schickt Ihr Körper Ihnen zahllose Botschaften in Form von Emotionen, Empfindungen und Bedürfnissen zum Stand Ihres Wohlergehens. Ob es Ihr Herzschlag ist oder das Zucken von Muskeln oder die Empfindung von Hunger, Müdigkeit, Erregung oder Traurigkeit, sie alle sind Bestandteil des Menschseins. Sie versorgen Sie mit Informationen in Echtzeit darüber, was in Ihrem Körper abläuft, und leiten Sie an, wie Sie im Augenblick am besten handeln sollen. Wenn sich beispielsweise beim Essen ein Sättigungsgefühl einstellt, dann hören die meisten von uns mit dem Essen auf.

Leider haben viele vergessen, wie man auf diese Mitteilungen hört, oder wollen sie lieber blockieren, um sie loszuwerden, doch dann bringen sie sich mit der Zeit nur umso lauter zu Gehör. Schlaflose Nächte können erfüllt sein von zahllosen unerwünschten körperlichen und emotionalen Äußerungen. Deshalb setzen Schlaflose alles daran, solche unangenehmen oder beängstigenden Empfindungen zu vermeiden. Der Konsum von Alkohol oder anderen Drogen kann kurzfristig Frieden bringen, doch schließlich kommen die Empfindungen mit gesteigerter Kraft und Lautstärke zurück, um Ihre Aufmerksamkeit zu erregen. Am Ende kann es sich so anfühlen, als befänden Sie sich mit Ihrem eigenen Körper im Krieg. Folglich ist es ein fester Bestandteil der Achtsamkeitsschulung, Ihren eigenen Empfindungen und Bedürfnissen dann, wenn sie in Erscheinung treten, zuzuhören, Raum für sie zu schaffen, sie zu bestätigen und sich bewusst zu machen, dass sie Ihnen nichts anhaben können.

ÜBUNG: Körperempfindungen und Bedürfnisse wahrnehmen

- Suchen Sie sich einen ruhigen Ort, um dort zu sitzen, zu stehen oder zu liegen. Schließen Sie Ihre Augen oder blicken Sie direkt vor sich auf den Boden. Konzentrieren Sie sich für zehn bis dreißig Sekunden auf die Berührung Ihres Körper mit dem, worauf Sie sitzen, stehen oder liegen.
- Lenken Sie Ihr Bewusstsein in Ihren Körper, und nehmen Sie mögliche Emotionen, Körperempfindungen oder Bedürfnisse wahr. Beginnen Sie bei den Zehen, und überprüfen Sie langsam ihren gesamten Körper auf Vorder- und Rückseite, bis Sie beim Kopf anlangen. Auf diese Weise lenken Sie Ihr Bewusstsein auf Zehen, Füße, Knöchel, Unter- und Oberschenkel, Becken, Bauch, Brust, Hände, Unter- und Oberarme, Hals und schließlich auf den Kopf.
- Verbringen Sie zehn bis dreißig Sekunden damit, jeden Bereich zu überprüfen und dort alles wahrzunehmen, was dort wahrzunehmen ist, wie etwa Muskelzucken, Herzschlag, das Flattern Ihrer Augenlider, die Schmetterlinge in Ihrem Bauch, ein Engegefühl in der Brust, Gefühle von Angst und Frustration oder das Bedürfnis, den Körper zu bewegen, oder auch gar nichts. Fünf bis zehn Minuten sind eine gute Zeitspanne für diese Aufgabe, sie kann jedoch auch länger oder kürzer dauern.
- Die Übung verschafft Ihnen eine gute Gelegenheit, Ihren Körper und das darin fließende Leben wirklich kennenzulernen. Achten Sie auf das mögliche Bedürfnis, auftauchende Gefühle zu bekämpfen oder zu verdrängen. Seien Sie offen, und

heißen Sie das willkommen, was auftaucht, auch dann, wenn Sie es nicht mögen oder sich damit unwohl fühlen: «Hallo, rasendes Herz», oder: «Komm nur, Angst», oder: «Danke, Bewegungsbedürfnis.»

- Wenn wenig hilfreiche Gedanken in Erscheinung treten, die Sie überreden wollen, sich vor bestimmten Empfindungen zu drücken, dann nehmen Sie auch diese wahr, heißen sie willkommen und richten Ihre Aufmerksamkeit langsam zurück auf den Körperbereich, mit dem Sie eben beschäftigt waren.

Wann und wo anwendbar?

Diese Übung kann man alleine für sich machen oder mit den Übungen zur Wahrnehmung der Sinneseindrücke und des Atems kombinieren. Anfangs kann es hilfreich sein, sich zur Wahrnehmung der Körperempfindungen an einen ruhigen, entspannenden und sicheren Ort zurückzuziehen. Mit zunehmender Erfahrung können Sie die Übung überall dort machen, wo Sie sich damit wohl fühlen, die Augen zu schließen. Ortsveränderungen machen Ihr Üben vielseitig und helfen Ihnen, nicht nur in Ihren eigenen vier Wänden achtsam zu sein, wo es ruhig und abgeschieden ist. Die Übung kann sich außerdem als hilfreich erweisen, wenn Sie nachts wach liegen.

Hilfreiche Tipps

Timing. Mit wachsendem Fortschritt stellen Sie vielleicht fest, dass Sie Ihre Übungszeit auf zehn bis zwanzig Minuten oder sogar noch länger ausdehnen möchten. Wenn Sie eine längere Sitzung planen, dann versuchen Sie es mit Hinlegen. Öffnen Sie die Augen und blicken Sie an die Decke, wenn Sie schläfrig werden. Sie haben auch die Möglichkeit, Miniübungen für nur ein paar Sekunden am Stück zu machen, in denen Sie Ihre Körperempfindungen überprüfen, wie zum Beispiel Ihren Herzschlag, während Sie darauf warten, dass das Wasser im Kessel kocht.

In der Nacht. Mitten in der Nacht, wenn Sie müde sind, kann es leicht passieren, dass Sie unerwünschte Körperempfindungen zu ernst nehmen und sie sofort verändern, verringern oder vermeiden wollen. Betrachten Sie sie spielerisch, mit Neugier und Interesse und machen Sie sich bewusst, welche Gefühle und Reaktionen sie in Ihnen wecken.

SCHLAF-FAKTEN

Forschungsergebnisse zeigen, dass Achtsamkeitsschulung bei der Überwindung von chronischer Schlaflosigkeit hilfreich sein kann. Regelmäßige Anwendung vermag die Schlafdauer erheblich zu verlängern und die Einschlafzeit zu reduzieren. Auf diese Weise erhöht sich die Schlafeffizienz, die die tatsächlich im Bett mit Schlafen zugebrachte Zeit in Prozent ausdrückt. Achtsamkeitsschulung verbessert außerdem die Selbsteinschätzung der eigenen Insomnie auf dem Insomnie-Schweregrad-Index.[4]

Man glaubt, Ursache für all dies könne sein, dass Achtsamkeit dem Schlaflosen hilft, seinen Erregungspegel zu senken, weil sie ihn in die Lage versetzt, der Ankunft unerwünschter Gedanken und schmerzhafter Emotionen weniger reaktiv zu begegnen, und auf diese Weise förderlichere Bedingungen für die Rückkehr natürlichen Schlafes schafft. Weitere Untersuchungen ergaben, dass ein achtwöchiges Achtsamkeitstraining bei in Meditation unerfahrenen Teilnehmern anatomische Veränderungen in den mit emotionaler und kognitiver Regulierung befassten Gehirnregionen bewirkte.[5]

Die Schlüsselbotschaft ist, dass Achtsamkeit nicht mit dem Ziel konzipiert wurde, Sie besser schlafen zu lassen. Wenn Sie akzeptieren, was mitten in der Nacht in Ihnen vorgeht, dann sinkt die Wahrscheinlichkeit, dass Sie emotional darauf reagieren, und auf lange Sicht steigt die Wahrscheinlichkeit, dass Sie besser schlafen.

Achtsamkeit im Alltag

Wenn man bedenkt, wie schnelllebig unser Alltag manchmal ist, dann kann Achtsamkeit – oder das Innehalten, um den Duft einer Rose zu genießen – uns einen Reichtum schenken, der uns ansonsten entgehen würde. Deshalb hilft Achtsamkeit Ihnen nicht nur, Ihre Schlaflosigkeit zu überwinden, sie bereichert und intensiviert auch Ihr Leben. Und je besser Sie sich darauf zu konzentrieren vermögen, so zu leben, wie Sie es sich vorstellen, umso besser werden Sie in der Nacht schlafen.

Ohne Zweifel hat Achtsamkeit einige Bereiche meines Lebens entscheidend verbessert. Wenn ich mit meiner Tochter spiele, dann ist mein Geist manchmal abwesend – ich denke an die Ereignisse des Tages oder an die Erwartungen, die ich für den nächsten habe. Spiele ich hingegen achtsam mit ihr, dann ist jeder Teil von mir dabei. Ich sehe, wie glücklich sie ist, spüre die zarte Berührung ihrer kleinen Hand und höre die Veränderungen in ihrer Stimme. Außerdem merke ich, dass sie meine Anwesenheit bewusst zur Kenntnis nimmt und spürt, dass ich nicht abgelenkt bin!

Es ist wunderbar, wenn man sich jeden Tag die Zeit nehmen

kann, um wahrzunehmen, was ist. Aber Sie können von Achtsamkeit auch profitieren, wenn Sie Ihr Leben ganz normal führen. Vielleicht machen Sie einen Achtsamkeitsspaziergang oder essen mit Achtsamkeit und daher mit mehr Genuss.

ÜBUNG: Achtsamkeit im Alltag

Wählen Sie eine Aktivität aus, die Sie jeden Tag tun, und konzentrieren Sie sich von Moment zu Moment auf sie, als sei es das erste Mal. Wenn Ihr Geist ins Wandern gerät, was vermutlich geschehen wird, dann führen Sie ihn liebevoll zurück und fokussieren sich wieder auf Ihre Tätigkeit. Bleiben Sie ein paar Tage lang bei einer Aktivität, bevor Sie eine andere in den Fokus nehmen.

Wann und wo nutzbar?

Jederzeit, überall. Gut geeignet sind Tätigkeiten wie Zähneputzen, Duschen, Spazierengehen, Essen und Abwaschen. Mit langweiligen Pflichten funktioniert es am besten, weil die Gedanken gerade bei ihnen am leichtesten abschweifen.

Hilfreiche Tipps

Praktische Erinnerungshilfen. Manche Alltagstätigkeiten sind uns so in Fleisch und Blut übergegangen, dass sie uns kaum noch bewusst sind. Ein Notizzettel am Badezimmerspiegel kann eine wertvolle Erinnerungshilfe für das nächste Zähneputzen sein.

Sich wegträumen. Wenn der Stress am größten ist oder man gerade richtig erschöpft ist, kann es leicht geschehen, dass man in die alten Gewohnheiten des Sichwegträumens oder des Gleichzeitig-mehrere-Dinge-auf-einmal-Tuns zurückfällt. Wenn das geschieht, dann machen Sie es sich bewusst und richten Ihren Fokus wieder zurück auf die eine Tätigkeit.

«Die Art, wie die Sleep School Schlafen sieht, hat meine eigene Perspektive gründlich verändert. Die Vorgabe, dass mein Problem kein platter Reifen ist, den ich flicken muss, bevor es weitergehen kann, und dass ich meine Schlaflosigkeit vielmehr akzeptieren soll, hat alles auf den Kopf gestellt. Ich empfinde die Vorstellung als äußerst befreiend, dass Gedanken nur Gedanken sind und dass ich mich dafür entscheiden kann, sie zu beobachten, statt ihnen Einhalt gebieten zu müssen. Die Praxis des achtsamen Bewusstmachens hat mir eine vollkommen neue Perspektive eröffnet, die nicht nur meinen Schlaf, sondern mein gesamtes Leben verbessert hat.»

DENISE, VANCOUVER/KANADA

Achtsames Wahrnehmen als Werkzeug für die Nacht

Nachts achtsam zu sein, schafft die richtigen Voraussetzungen für den Schlaf, ist aber kein Schlafmittel. Mit Ihrer Achtsamkeit ermöglichen Sie sich die Erkenntnis, dass Ihr Ringen mit der Schlaflosigkeit wenig hilfreich ist, und können sich davon befreien. Sie kehren ins Jetzt zurück und sind bereit, sich für alles, was immer auch geschieht, vorbehaltlos zu öffnen. Achtsamkeit ist eine hilfreiche Antwort auf Schlaflosigkeit, weil Sie Ihrem Gehirn mit Ihrer Entscheidung für Ruhe und sanftes Wahrnehmen statt fürs Kämpfen klarmachen, dass Schlaflosigkeit keine Bedrohung mehr ist. Außerdem sparen Sie eine Menge Energie, die Ihnen am nächsten Tag zur Verfügung steht und Ihnen helfen wird, sich wie ein Mensch zu fühlen.

Die nächtliche Entscheidung für Achtsamkeit setzt viel Mut und große Bereitschaft voraus, weil man auf die gewohnten Scheuklappen verzichtet und all jenen Dämonen direkt ins Gesicht blickt, vor denen man sich bisher immer gedrückt hat. Für manche bedeutet Achtsamkeit auch, lieber im Bett zu bleiben, statt aufzustehen, um sich irgendwie zu beschäftigen. Doch die meisten Absolventen dieses Programms konnten feststellen, dass die Umstellung nie so schwerfällt, wie unser denkender Verstand uns weismachen will.

ÜBUNG: Achtsame Wahrnehmung bei Nacht

- Wenn Sie ins Bett gehen oder nachts aufwachen, dann kann es hilfreich sein, wenn Sie sich als Erstes ein paar Minuten Zeit für die achtsame Wahrnehmung dessen nehmen, was Sie fühlen. Spüren Sie, wie sich das Kissen an Ihrem Gesicht und das Federbett auf Ihren Beinen anfühlt und wie die Matratze gegen Ihren Körper drückt. Wenn Ihr Geist abschweift, dann lenken Sie ihn sanft zurück. Achten Sie darauf, ob das, was Ihren Körper berührt, hart, weich, glatt, rau, heiß oder kalt ist. Wahrnehmen durch Berührung eignet sich für den Anfang gut, weil in der Nacht nicht so viele andere Sinneswahrnehmungen möglich sind.
- Nun konzentrieren Sie sich ein paar Augenblicke lang wie zuvor beschrieben auf Ihren Atem. Denken Sie daran, auf Ihren Atem können Sie sich in jeder Körperhaltung fokussieren, auch im Bett.

- Und nun nehmen Sie sich noch ein wenig Zeit, um wahrzunehmen, welche Sinneseindrücke von einem Augenblick zum nächsten in Ihrem Körper entstehen, so wie es in der «Übung: Körperempfindungen und Bedürfnisse» beschrieben ist.

Wann und wo anwendbar?

Machen Sie die oben beschriebenen Achtsamkeitsübungen immer dann ein paar Minuten am Stück, wenn Sie abends ins Bett gehen oder nachts aufwachen. Nutzen Sie sie als hilfreiches Mittel, um sich von Ihrem Ringen um Schlaf zu befreien und um sich in die richtige Stimmung für das Schlafen zu bringen, statt sie als Schlafmittel zu missbrauchen. Bedenken Sie: Wer normal schläft und nachts aufwacht, der trinkt vielleicht einen Schluck Wasser, geht auf die Toilette, sucht sich im Bett eine bequemere Position und denkt an irgendetwas Beliebiges, bevor er wieder einschläft. Der normale Schläfer bringt nicht Stunden mit achtsamer Wahrnehmung zu.

Hilfreiche Tipps

Hinlegen. Die Achtsamkeitsübungen kann man alle liegend im Bett in jeder Ihnen angenehmen Position machen. Wenn Liegen nicht mehr geht, dann kann man sich auch ein paar Minuten im Bett aufrichten oder auf dem Bettrand sitzen.

Energie sparen. Nehmen Sie sich die Zeit, Ihr Stillsein und Wachsein im Bett zu genießen und sich damit zu trösten, dass Sie für den kommenden Tag Energie sparen.

Hellwach. Wenn Sie zum ersten Mal im Bett achtsames Wahrnehmen üben, dann könnte es sein, dass Sie sich noch wacher fühlen. Schließlich haben Sie sich entschlossen, die Gegenwart genau der Dämonen zu ertragen, gegen die Sie sich vielleicht jahrelang zur Wehr gesetzt haben, folglich ist Ihre erhöhte Wachsamkeit nur allzu natürlich. Doch mit ein wenig mehr Übung werden Sie feststellen, dass Ihre Dämonen trotz ihrer größten Anstrengung, möglichst furchterregend zu wirken, Ihnen nichts antun können und dass Sie sich schon bald entspannen und den Aufenthalt in Ihrem Bett wieder genießen werden.

Weitergehen

In dieser Woche haben Sie gelernt, das achtsam wahrzunehmen, was sich in Ihrem Geist und Körper von Augenblick zu Augenblick zeigt. Sie müssen nun nicht mehr mit Ihrer Schlaflosigkeit ringen, und vielleicht profitieren Sie bereits von verbessertem Schlaf. Falls ja, dann bitte ich Sie, mit dem Fünf-Wochen-Programm weiterzumachen, da Sie noch mehr erreichen können; mein Buch ist keine rasche, sondern eine lebenslange Lösung für Ihr Problem der Schlaflosigkeit.

Falls Sie noch keinerlei Wirkung verspüren, dann machen Sie sich keine Sorgen, denn das ist zu diesem Zeitpunkt die Regel. Achtsames Wahrnehmen heißt offen sein für alles, was kommt, und das kann einen Schmerz aus der Vergangenheit einschließen, der mit Ihrer Schlaflosigkeit gar nichts zu tun haben muss. An diesem Punkt fühlen Sie sich vielleicht so, als hätten Sie Pandoras Büchse geöffnet, und wünschten, Sie hätten die Finger davon gelassen. Es ist vollkommen normal, sich überwältigt und vielleicht noch weiter von gutem Schlaf entfernt zu fühlen als zu Beginn des Programms. Doch wenn Sie weiterüben, werden Sie feststellen, dass Ihre Beziehung zu Ihrer Schlaflosigkeit weicher wird und Ihr Schlaf sich verbessert. In der nächsten Woche werden Sie wirkungsvolle Methoden kennenlernen, die es Ihnen gestatten, selbst anhaltenden Schmerz und langes Leid willkommen zu heißen. Auch wenn diese Ihnen Ihren Schlaf möglicherweise bisher vermiesen, jetzt kommen Sie Ihrem Ziel vom tiefen und erfrischenden Schlaf jede Nacht Tag für Tag näher.

FALLGESCHICHTE: Fortsetzung

Nach ein paar Wochen berichtete Carlos, dass sein Schlaf sich zwar noch nicht dramatisch verbessert habe, dass er aber seine Schlaflosigkeit entspannter zur Kenntnis nehme als jemals zuvor und auch den nachfolgenden Tag besser bewältige. Eine große Veränderung für ihn war die große Menge Energie, die ihm nun zur Verfügung stand, und er führte es darauf zurück, dass er nun nicht mehr ganze Nächte mit dem Ringen um Schlaf zubrachte. Das war wunderbar, weil er nun endlich das wieder mehr genießen konnte, was wirklich wichtig in seinem Leben war, wie etwa wertvolle Zeit mit seiner Partnerin und mit ihren Kindern zu verbringen. Auf die Kämpfe in der Nacht zu verzichten, übermittelte seinem Gehirn die bedeutsame Botschaft, dass er Schlaf nicht mehr länger als Bedrohung empfand, und das gestattete es ihm, innerhalb der nächsten paar Monate zu einem normalen Schlafverhalten zurückzufinden.

WOCHE 3 ◉ BEGRÜSSEN

... was sich in Geist und Körper zeigt

«Eine Freude, eine Depression, eine Gemeinheit,
eine momentane Bewusstheit
kommt als unerwartete Besucherin.
Begrüße und bewirte sie alle!»

JELALUDDIN RUMI

Diese Woche wollen wir:

- Herausfinden, wie Sie auf natürliche Weise tiefem und erfrischendem Schlaf in jeder Nacht näher kommen können, indem Sie alles, was sich zeigt, freundlich aufnehmen.
- Verstehen, warum Ihr Geist und Ihr Körper so auf schlechten Schlaf reagieren, wie sie es tun, und wie Sie sich selbst helfen können.
- Die unerwünschten Gedanken, Emotionen, Körperempfindungen und Bedürfnisse kennenlernen, die durch Schlafmangel hervorgerufen werden.
- Lernen, wie Sie sich aus den Fängen unerwünschter Gedanken in Ihrem Kopf befreien können.
- Anfangen, die Emotionen, Körperempfindungen und Bedürfnisse, die in Ihnen in Reaktion auf schlechten Schlaf aufsteigen und verblassen, zu spüren, Raum für sie zu schaffen und mit ihnen zu spielen.

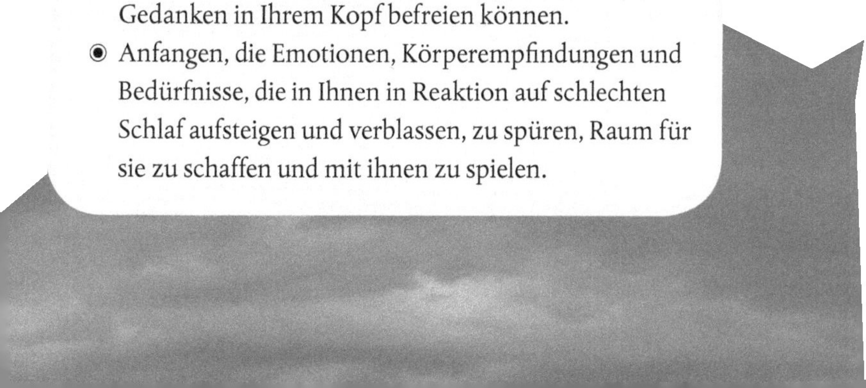

FALLGESCHICHTE: Mary und ihre rasenden Gedanken
Als mich Mary in der Sleep School aufsuchte, litt sie seit mehreren Jahren unter Schlaflosigkeit. Sie fühle sich, so beschrieb sie ihr Problem, unablässig terrorisiert von einer Bande von Monstern, die sich in ihrem Geist und in ihrem Körper breitmachten. Beim Zubettgehen erzählten sie ihr Geschichten darüber, wie sie nicht würde einschlafen oder den morgigen Tag nicht würde bewältigen können. Am nächsten Tag würden ihr die Monster sagen, alle fänden, dass sie schrecklich aussehe und bei der Arbeit versage.

Im Gefolge solcher Gedanken erschienen ebenso unangenehme Gefühle wie Angst und Traurigkeit und noch dazu Müdigkeit und Übelkeit. Sie fügte hinzu, dass sie nun alles glaube, was die Monster ihr sagten, dass sie resigniere, sobald sie in Erscheinung träten, und wisse, die Nacht sei verloren, sie sähe schrecklich aus und könne ihren Job nicht richtig machen. Aus ihrer Perspektive gab es keine andere Lösung, als die Monster loszuwerden, denn in den seltenen Fällen, in denen sie nicht auftauchten, konnte sie einschlafen und fühlte sich am nächsten Tag viel besser.

Das Unerwünschte begrüßen

Diese Woche möchte ich Ihnen eine weitere revolutionäre Methode für den Umgang mit Ihrer Schlaflosigkeit empfehlen; sie macht sich die Macht zunutze, die Ihrer einladenden Begrüßung innewohnt. Sie werden lernen, wie sie alles, was sich in Ihrem Geist und Körper nachts und am Tag zeigt, freundlich begrüßen können, wie Sie darauf zugehen, sich ihm öffnen, es besänftigen, für es Raum schaffen und sogar mit ihm spielen können.

Mir ist klar, es hört sich an, als sei ich übergeschnappt, wenn ich Ihnen vorschlage, Ihre Schlaflosigkeit willkommen zu heißen – das geht zu weit, ist einfach unmöglich! Es ist nur zu verständlich, dass Sie sich ärgern, wenn ich von Ihnen verlange, dass Sie nachgeben sollen, obwohl doch Ihre Schlaflosigkeit Ihnen das Leben so schwermacht! Doch ich bin mir sicher, wenn Sie weiterlesen, dann werden Sie begreifen, wie es sein kann, dass Sie Ihren Schlaf wiederfinden, wenn Sie Ihre Schlaflosigkeit einladend begrüßen.

Auch hier gilt wieder, dass Sie bereits über alle nötigen Kenntnisse verfügen, denn es ist natürlicher Bestandteil des Alltags, einen Gast willkommen zu heißen. Sie müssen nur lernen, diese Fertigkeit auf Ihre Schlaflosigkeit anzuwenden, um Ihre Reise zu gutem Schlaf jede Nacht fortsetzen zu können.

Wenn Sie eine Freundin bei sich zu Hause willkommen heißen, dann gehen Sie auf sie zu, blicken ihr in die Augen und machen eine freundliche Geste, schütteln ihr beispielsweise die Hand, umarmen sie oder begrüßen sie mit freundlichen Worten. Diese einfachen Handlungen vollziehen Sie auf der Basis Ihres kulturellen Erbes und machen so Ihrem Gehirn die einprogrammierte Mitteilung, dass Sie in Sicherheit sind. Deshalb können Sie sich sofort geistig und körperlich entspannen. Ihre Einstellung wird positiver, Ihre Stimmung hellt sich auf, und in Ihnen erwacht das Bedürfnis, es sich bequem zu machen und die Begegnung zu genießen. Ohne dass es Ihnen bewusst ist, verringert sich außerdem Ihre Wachsamkeit, und das kann sich äußerst günstig auf Ihren Schlaf auswirken. Nehmen Sie sich einen Moment Zeit, um darüber nachzudenken, wie Sie normalerweise auf Ihre Schlaflosigkeit reagieren und welche Botschaft Sie damit Ihrem Gehirn senden.

Die Schlacht bei Nacht

Wenn Sie den meisten meiner Klienten auch nur entfernt ähnlich sind, dann ist Ihr Zubettgehen so, als zögen Sie in eine Schlacht mit bereits vorprogrammiertem Ergebnis. Leider gehört es zu den Regeln des Lebens, dass man nur das, was man investiert, wieder herausbekommt, und beim Schlaf verhält es sich nicht anders. Jeder Versuch, Ihre Schlaflosigkeit zu bekämpfen, zu vermeiden, zu verändern oder loszuwerden, sagt Ihrem Gehirn, dass Sie bedroht sind, und löst natürliche Überlebensreaktionen aus. In diesem Augenblick werden Sie geistig und körperlich hellwach, weil Ihr Gehirn Sie darauf vorbereitet, sich entweder dem Gegner entgegenzustellen oder die Flucht zu ergreifen. In Ihrem Gehirn kochen die Gedanken über, Ihre Stimmung verdüstert sich, Ihre Muskulatur spannt sich an, Ihr Körper zieht sich zusammen, und Sie sind hellwach. Folglich sind Sie es selbst, der Ihre Schlaflosigkeit mit Ihrer Reaktion auf sie bewirkt, und erst wenn Sie lernen, Ihre Schlaflosigkeit willkommen zu heißen, kann Ihr Gehirn neuerlich guten Schlaf veranlassen.

FALLGESCHICHTE: Fortsetzung

Mary bat mich, ihr zu zeigen, wie sie die Monster vertreiben könne, denn bisher waren alle ihre Versuche zum Scheitern verurteilt gewesen. Ich erklärte ihr, dass ich ihr liebend gerne helfen würde, ihre Gedanken und Gefühle zum Verschwinden zu bringen, aber das sei leider nicht möglich und jeder Versuch in diese Richtung vergrößere nur die Zahl und Kraft ihrer Monster. Stattdessen schlug ich ihr vor, die Existenz ihrer Monster zu akzeptieren und sie willkommen zu heißen. Auf diese Weise lerne ihr Gehirn, dass solche Gedanken

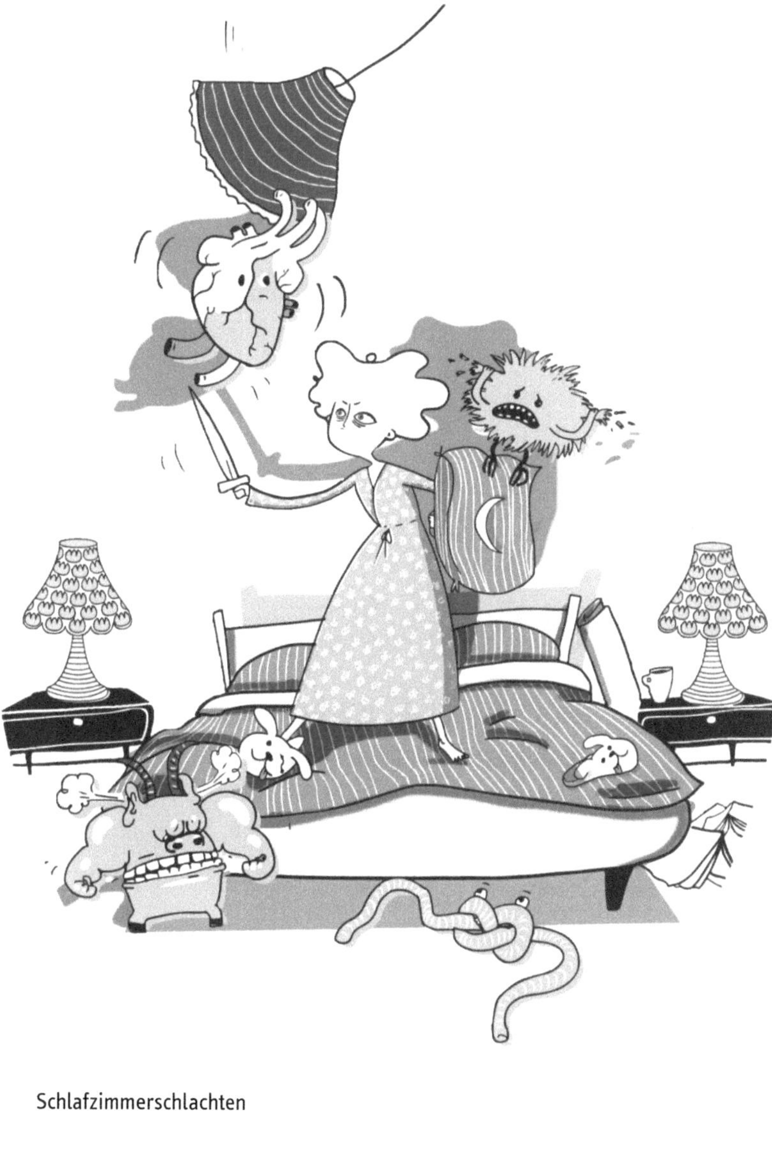

Schlafzimmerschlachten

und Gefühle keine Feinde seien, dass es sie nicht angreifen müsse und dass sie bedenkenlos schlafen dürfe. Eine derartige Reaktion bedeute außerdem, dass ihre unerwünschten Gefühle und Gedanken nicht mehr den Mittelpunkt der Bühne beanspruchen und sie Tag und Nacht plagen dürften.

Mit der Zeit lernte Mary, dass sie zwar nicht kontrollieren konnte, wann ihre Plagegeister auftauchten und was sie sagten, aber sie hatte sehr wohl die Kontrolle darüber, wie sie auf sie reagierte, und sie willkommen zu heißen war die hilfreichste Reaktion. Außerdem erkannte sie, dass die Monster nicht verschwinden mussten, damit sie sich im Bett entspannen, einschlafen und am nächsten Tag ihre Arbeit tun konnte.

Im nächsten Abschnitt werden Sie eine Reihe einzigartiger Werkzeuge kennenlernen, die Ihnen zeigen, wie Sie all Ihre unerwünschten nächtlichen Gedanken willkommen heißen können. Indem Sie diese Werkzeuge einsetzen, werden Sie zu den vielen meiner Klienten gehören, die mit Willkommensreaktionen ihre rasenden Gedanken und ängstlichen Gefühle erfolgreich beruhigen und jede Nacht gut schlafen.

«Nachdem ich ein paar Erfahrungen auf der Basis von Versuch und Irrtum gesammelt hatte, stellte ich fest, die einfachsten Techniken halfen mir am besten. Wenn ich also bemerkte, dass meine Gedanken in eine wenig hilfreiche Richtung abschweiften, dann sagte ich einfach: ‹Ich habe wieder einen Gedanken zum Thema Schlaf›, oder: ‹Ich habe einen Gedanken zum Rest meines Lebens.› Die häufigsten kürzte ich schon bald ab und erkannte sie an: ‹Aha, mein Schlafgedanke›, oder: ‹Mein Ewigkeitsgedanke.› Außerdem hieß ich sie willkommen: ‹Hallo,

Schlafgedanke, da bist du ja wieder.› Mit der Zeit und zunehmender Übung und Genesung stellte ich fest, dass ich den unerwünschten Gedanken nicht einmal so viel Aufmerksamkeit widmen muss, wenn es mir gerade nicht passt. An den Tagen, an denen ich mich dabei erwische, wie ich über irgendetwas brüte (es muss nicht unbedingt etwas mit Schlafen zu tun haben), sage ich einfach: ‹Aha, ich brüte wieder›, und bestätige mir damit, dass diese Art Gedanken nichts Reales sind. Ich kehre dann in die Gegenwart meines Lebens zurück und konzentriere mich auf meine unmittelbaren Körperempfindungen und vielleicht auf das, was ich hören und sehen kann.»

ALICE, LONDON/GROSSBRITANNIEN

Monster im Kopf

Wenn Sie gerade versuchen einzuschlafen, dann gibt es nichts Lästigeres als rasende Gedanken, die Sie dabei stören. Wie bei Mary kann es sich so anfühlen, als sei Ihr Kopf von einer Bande Plagegeistern übernommen worden, die in dem Augenblick aus dem Nichts auftauchen, in dem Ihr Kopf das Kissen berührt. Darauf versessen, Sie wach zu halten, springen sie von Problemlösungen für Ihr komplettes Leben zum Abspulen alter Erinnerungen, klappern dann die Tagesereignisse ab und rufen Ihnen irgendwelche Gespräche ins Gedächtnis oder blockieren Ihren Verstand mit irgendeinem Ohrwurm. Sie analysieren Ihre Katastrophen und wiederholen für Sie erbarmungslos Fragen wie: «Wieso schlafe ich denn nur so schlecht?», oder: «Wie werde ich das nur wieder los?», und: «Was ist, wenn ich nicht einschlafen kann?» – die Sie allesamt nur wach halten können.

Wenn man sich solche unerwünschten Gedanken Nacht für Nacht anhören muss, dann kann man gar nicht anders, als sie für real zu halten. Ähnlich ist es, wenn Sie sich auf ein gutes Buch, einen Film oder auch nur auf Ihre Tagträume einlassen: Sie befinden sich in einem tranceartigen Zustand. Dass sich die Geschichten in Ihrem Kopf leider nicht so leicht fortlegen oder abschalten lassen wie ein Buch oder eine Fernbedienung, ist der einzige Unterschied!

In solchen Momenten kann es einem so vorkommen, als sei das Bekämpfen, Vermeiden oder Verändern der Gedanken die einzige mögliche Lösung, doch das macht die Plagegeister nur stärker und ermöglicht ihnen einen Auftritt in größerer Zahl. Sie willkommen zu heißen, bewirkt genau das Gegenteil. Doch bevor Sie lernen, wie Sie das anstellen, müssen Sie erst begreifen, warum Ihr Verstand überhaupt so denkt. Tatsächlich versucht Ihr Verstand lediglich, Sie zu beschützen, auch wenn es uns schwerfällt, das zu begreifen.

Unsere Überlebensreaktion

Aus der Perspektive der Evolution sind Ihre Überlebenschancen größer, wenn Ihr Verstand ständig Wache steht und vorherzusagen versucht, was gerade schiefgehen könnte. Das ist der Grund, warum die ca. fünfzigtausend Gedanken, die Sie jeden Tag produzieren, so oft in eine negative Richtung zu zielen scheinen. Ihr Gehirn überwacht alles, was im gegenwärtigen Augenblick geschieht, und setzt es in Beziehung zu vergleichbaren und zukünftig nutzbaren Informationen aus Ihrer Vergangenheit.

Diese Erfahrung haben Sie vermutlich schon gemacht, wenn Sie einen für Sie bedeutsamen Song im Radio gehört haben und Sie sich in die Zeit zurückversetzt fühlten, in der Sie ihn zum ersten Mal gehört haben. Bei mir geschieht es durch den Duft

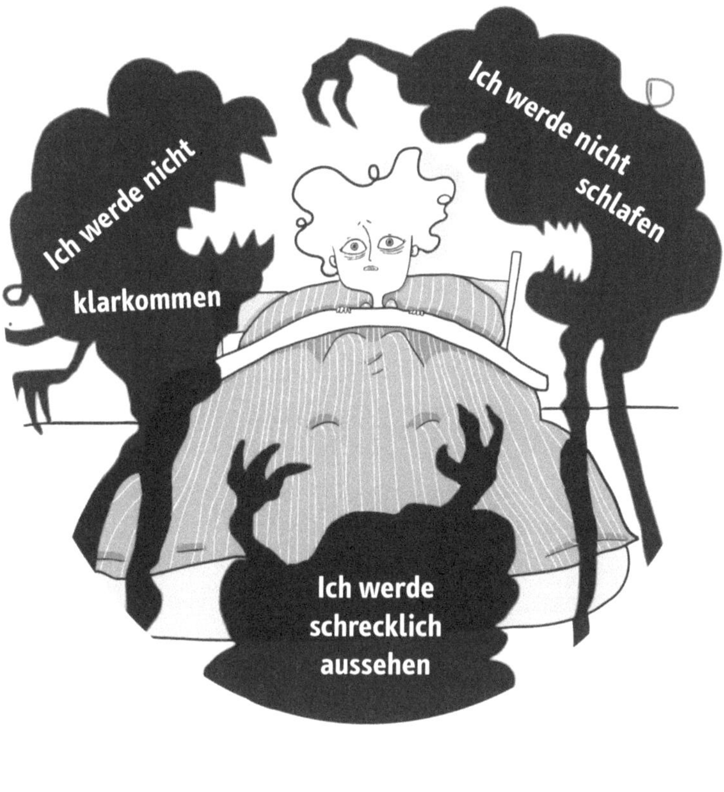

Plagegeister im Kopf

frischgemähten Grases – er führt mich zurück in die heißen Sommertage meine Kindheit, als ich im Garten spielte.

Für unser Überleben ist dieses Vergleichen mit früheren ähnlichen Erfahrungen außerordentlich wichtig, da auf der Basis solcher Vergleiche potenzielle Bedrohungen für die Zukunft vorhergesagt werden können. Wenn Sie also mit irgendetwas konfrontiert werden, das mit Schlafen zu tun hat, sei es das Zubettgehen, nächtliches Wachliegen, Ängste oder auch nur ein Zeitungsartikel zum Thema Schlafen, dann kann Ihr Gehirn nicht anders, als Bezug zu nehmen auf Ihre Erinnerungen an die Schlaflosigkeit und entsprechende Schlüsse daraus zu ziehen.

Deshalb erinnern Sie sich, wenn Sie nachts wach liegen, an alle nur denkbaren Gelegenheiten, in denen Sie nicht schlafen konnten, und werden gequält von katastrophalen Vorhersagen zukünftiger Schlaflosigkeit. Typischerweise beginnen sie mit der allgemeinen Frage: «Warum kann ich nicht schlafen?», der in der Regel Überlegungen folgen wie: «Was kann ich tun, damit ich wieder einschlafe?», «Soll ich eine Tablette nehmen?», oder: «Sollte ich vielleicht aufstehen und mich irgendwie beschäftigen?» Sind Ihre Gegenmaßnahmen wirkungslos, könnten sich Gedanken wie die folgenden einschleichen: «Offenbar funktioniert es nicht», «Wie viele Stunden Schlaf bleiben mir noch?», oder: «Was stimmt bloß nicht mit mir?»

Während die Uhr weitertickt, fangen Sie an, in Gedanken Vorhersagen zu treffen: «Ich werde morgen mein Pensum nicht schaffen», oder: «Ich werde morgen schrecklich aussehen.» Wenn der Schlaf weiterhin ausbleibt, dann sucht Ihr Gehirn natürlich nach Wegen, um Ihren Schmerz und Ihr Leid zu beenden, und bei Menschen mit langanhaltender Schlaflosigkeit können dann sogar Selbstmordgedanken auftreten.

SCHLAF-FAKTEN

Die Infragestellung negativer Gedanken ist eine weitverbreitete Herangehensweise, um sich gegen sie zu wehren. Wenn Sie sich beispielsweise beim Schlafengehen bei dem Gedanken ertappen: «Heute Nacht kann ich bestimmt nicht schlafen», dann ist es sinnvoll, die Gültigkeit dieser Aussage anhand früherer Erfahrungen zu überprüfen und durch einen positiveren Gedanken wie etwa: «Ich habe diese Woche schon ein paarmal gut geschlafen; die Chancen stehen gut, dass es auch heute wieder klappt», zu ersetzen. Es ist hilfreich, Ihre Gedanken in eine vernünftigere und ausgewogenere Richtung zu lenken, um aufsteigende Ängste zu mäßigen und besseren Schlaf zu fördern. Doch habe ich in meiner Arbeit die Erfahrung gemacht, dass auch mit diesem Vorgehen die erwünschte Wirkung nicht immer erzielt werden kann.

Einer der Hauptgründe ist, dass die meisten Klienten ihren eigenen vernünftigen Argumenten nicht glauben können, schon gar nicht mitten in der Nacht. Andere empfinden den Prozess als endloses Tauziehen, in dem ihr Geist einen Gedanken produziert und sie ihn in einem ständigen Vor und Zurück widerlegen.

Ein weiteres potenzielles Problem besteht darin, dass die ständige Infragestellung der Gedanken ihnen eine unangemessene Bedeutung beimisst, obgleich sie im Grund nur Lärm im Kopf sind. Die Infragestellung verleiht dem wenig hilfreichen Gedanken damit eine Wertschätzung, die er nicht verdient, statt seine Existenz nur einfach zu akzeptieren. Außerdem beklagen viele Schlaflose, dass sie bereits mehr als genug Gedanken im Kopf haben und dass der Versuch, sie zu widerlegen, nur noch mehr Gedanken hervorbringt.

Darüber hinaus wird beim Widerlegen von Gedanken meist auf Erfahrungen aus der Vergangenheit zurückgegriffen, um einen positiven Ausblick auf die Zukunft zu ermöglichen. Zum Beispiel:

«Von vier Nächten hatte ich zwei gute, also stehen meine Chancen gut, auch heute Nacht gut zu schlafen.» Zwar kann es hilfreich sein, sich an zurückliegenden guten Schlaf zu erinnern ebenso wie an die Tatsache, dass es einem doch gelungen ist, einzuschlafen, doch letztlich kann niemand die Zukunft vorhersagen, und der Versuch, es dennoch zu tun, kann sich als gefährlich entpuppen. Vielleicht ärgern Sie sich darüber, wenn Ihre Vorhersagen nicht Ihren Vorstellungen entsprechen, und haben das Gefühl, keinen Schritt vorangekommen zu sein. Letztlich muss man sich eingestehen, dass die Vergangenheit aus und vorbei ist, während die Zukunft eben noch nicht stattgefunden hat. Konzentrieren Sie sich auf das, was sich in der Gegenwart zeigt. Entscheiden Sie sich für die Gedanken, die Ihnen glaubwürdig erscheinen, und den Rest lassen Sie fahren.

Der Versuch, Gedanken zu unterdrücken, ist schwierig bis unmöglich. Außerdem haben Untersuchungen gezeigt, dass Sie ausgerechnet die Gedanken, die Sie vermeiden wollen, samt ihrer gefühlsmäßigen Reaktion auf Sie durch diesen Versuch verstärken.[6]

Unerwünschte Gedanken begrüßen

Indem Sie Ihre Gedanken willkommen heißen, können Sie sie im richtigen Zusammenhang betrachten. Sie bestätigen sie als ein Produkt Ihres Geistes, aber besitzen zugleich den geistigen Weitblick, sie nicht als reine Wahrheit zu verstehen. Sie müssen nicht mehr kämpfen, um sie loszuwerden oder sie in etwas Positives zu verwandeln; Sie brauchen sie lediglich als lästige Hintergrundgeräusche zu bestätigen, die gerade in Ihren Kopf gekommen sind. Außerdem reagieren Sie, wenn Sie Ihre unwillkommenen Gedanken freundlich begrüßen, auf sie in einer Weise, die sie und Ihr Wachsein nicht verstärkt.

Um Ihre unerwünschten Gedanken besser begrüßen zu können, sollten Sie zunächst wissen, was es ist, das sich da zeigt. Das mag anfangs leicht sein, da es ja jeden Tag geschieht, aber wenn es sich jahrelang wiederholt, dann kommen die Gedanken automatisch, und Sie wissen vielleicht nur noch, dass sie bei Ihnen Angstgefühle und Herzrasen auslösen.

Nachfolgend finden Sie eine Liste mit einigen der am weitesten verbreiteten unerwünschten Gedanken, die Schlaflose zu ihrer Schlaflosigkeit haben und zu dem Einfluss, den sie auf ihr Leben nimmt. Jeder der unerwünschten Gedanken hat von mir eine Art Kurzbezeichnung oder Etikett erhalten. Damit haben Sie die Möglichkeit, sie kurz, aber doch präzise zu benennen – das wird Ihnen später noch nützlich sein. Im Augenblick reicht es aus, die Liste auf die Eintragungen hin zu überprüfen, die Ihnen vertraut vorkommen, und auf dieser Basis eine eigene Liste inklusive Kurzbezeichnungen anzufertigen.

Denken Sie darüber nach, welche Geschichten, Kommentare, Demütigungen Sie sich bei Tag und Nacht selbst vorbeten. Falls Ihre Gedanken vor allem in Form von Bildern in Erscheinung treten, versuchen Sie sich im Zeichnen oder beschreiben Sie die Szene.

Sie können probieren, Ihre unwillkommenen Gedanken auf Papier zu bringen – damit würden Sie sie aus Ihrem Kopf holen und eine Art physische Trennung zwischen sich und ihnen vornehmen. Schreiben Sie nur tagsüber, da normale Schläfer nachts keine langen Listen mit ihren Gedanken aufsetzen. Sobald Sie Ihre Liste haben, kann es hilfreich sein, sie in der Nähe zu behalten, um sich daran zu erinnern, dass Ihre Gedanken und Sie nicht ein und dasselbe sind.

KURZFORM	GEDANKE
Schlafen	Heute Nacht werde ich nicht schlafen.
Klarkommen	Wenn ich heute Nacht nicht schlafe, komme ich morgen nicht klar.
Gelingen	Was kann ich nur tun, damit mir Schlafen wieder gelingt?
Medikamente	Ob ich noch eine Pille nehmen sollte?
Warum?	Warum geschieht das mit mir?
Was, wenn?	Was ist, wenn ich morgen Nacht auch nicht schlafen kann?
Versager	Ich bin ein Versager, weil ich nicht schlafen kann.
Tyrannisieren	Ich muss endlich aufhören zu jammern und etwas auf die Reihe bekommen.
Selbstverurteilung	Warum tue ich mir das nur an?
Gesundheit	Ganz bestimmt schadet der Schlafmangel ernsthaft meiner Gesundheit.
Zeit	Wie viel Zeit bleibt mir noch zum Schlafen?
Einsamkeit	Ich bin die Einzige, die nicht schlafen kann.
Eifersucht	Das ist ungerecht, warum schlafen die anderen, wenn ich es nicht kann?
Hilfsmittel	Ohne mein Ohropax werde ich bestimmt nicht schlafen können.
Geräusche	Wenn er anfängt zu schnarchen, wird nichts aus dem Schlafen.
Gemeinsames Bett	Wenn ich das Bett mit jemandem teile, kann ich bestimmt nicht schlafen.
Müdigkeit	Wenn ich nicht bald schlafe, werde ich morgen vollkommen groggy sein.
Aussehen	Ich werde morgen furchtbar aussehen.

Funktionieren	Wenn ich nicht schlafe, werde ich morgen keine Höchstleistung erbringen können.
Befinden	Ich werde mich morgen entsetzlich fühlen.
Arbeiten	Ich schaffe meinen Job nicht mehr.
Die anderen	Die anderen werden glauben, dass ich Drogen nehme.
Entspannen	Ich muss mich entspannen, damit ich einschlafen kann.
Entmutigt	Nie wieder werde ich richtig schlafen.
Selbstsabotage	Und wenn ich wieder nicht gut schlafe?
Depression	Bestimmt werde ich depressiv.
Besorgnis	Wenn ich mir Sorgen mache, dann kann ich nicht schlafen.
Herzrasen	Wenn mein Herz noch schneller schlägt, bekomme ich einen Herzinfarkt.
Beziehung	Die Schlaflosigkeit beeinflusst meine Beziehungen auf ungute Weise.
Herangehensweise	Diese Herangehensweise funktioniert für mich nicht.
Leben	Die Schlaflosigkeit hindert mich daran, mein Leben zu führen.

FALLGESCHICHTE: Fortsetzung

Um Mary zu erklären, wie sie den Gedanken ihrer Monster Sinn verliehen hatte, verwendete ich die in der Akzeptanz- und Commitmenttherapie weitverbreitete Metapher «Milch, Milch, Milch». Hierzu bat ich Sie, an das Wort «Milch» zu denken und zu beschreiben, was ihr dabei in den Sinn komme, und sie assoziierte kalt, weiß, sahnig und Kartonverpackung. Ich erklärte ihr, dass dies ihre Assoziationen seien, die sie im Laufe der Zeit entwickelt habe, und dass jeder Mensch anders assoziiere. Dann forderte ich sie auf, das Wort laut und rasch hintereinanderweg eine Minute lang zu wiederholen und mir zu beschreiben, was sie beobachte. Sie berichtete, dass das Wort seine Bedeutung verlöre und schließlich nur noch eine merkwürdige Lautkette sei, die nichts mehr mit ihren ursprünglichen Assoziationen zu tun habe. Sie wunderte sich darüber, dass das, was ursprünglich einen Sinn gehabt hatte, nur noch ein Geräusch war, und erkannte, dass sie ihre Monster vielleicht doch gar nicht vertreiben musste.

ÜBUNG: Ihre Gedanken begrüßen

Nachfolgend ein paar unterschiedliche Möglichkeiten, um Ihre Gedanken willkommen zu heißen:

Begrüßen. Immer wenn Sie bemerken, dass sich ein unwillkommener Gedanke in Ihrem Kopf breitmachen will, begrüßen Sie ihn freundlich mit «Sei willkommen!», «Bitte tritt ein», oder «Schön, dich wiederzusehen». Dann lenken Sie Ihre Aufmerksamkeit zurück auf Ihre ursprüngliche Tätigkeit (z. B. im Bett liegen).

Beschreiben. Falls Ihnen die freundliche Begrüßung unerwünschter Gedanken erst noch zu viel ist, können Sie sie anfangs auch erst einmal auf neutrale Weise als Ihre Gäste bestätigen. Wenn die Gedanken eintreffen, dann versehen Sie sie mit einem beschreibenden Satz wie beispielsweise: «Ich denke gerade, wenn ich nicht schlafe, dann werde ich nicht klarkommen.» Oder aber Sie beschreiben, was Ihr Geist tut, wie etwa:

«Und da gerät mein Geist wieder ins Plappern», oder: «Diese Geschichte kenne ich schon.» Damit erzeugen Sie die dringend benötigte Distanz zwischen sich und Ihren Gedanken.

Danken. Worte wie «Ich danke dir, Geist, für diesen Gedanken» sind eine weitere einfache, wirkungsvolle und mitfühlende Möglichkeit, sich selbst von den eigenen Gedanken zu distanzieren. Sie lösen sich von Ihren Gedanken und lassen Ihr Gehirn wissen, dass alles in Ordnung ist.

Benennen. Sobald Sie mit Ihren Gedanken vertrauter sind, können Sie auch die Kurzformen benutzen und in Ihrer Herangehensweise spielerischer sein, zum Beispiel: «Kaum bin ich im Bett, schon sind Schlaf, Medikamente, Klarkommen und Aussehen zur Stelle und haben auch noch Besorgnis und Frustration mitgebracht. Seid allesamt willkommen.»

Mit den Gedanken spielerisch umgehen. Manche Gedanken wirken äußerst glaubwürdig, und deshalb kann es insbesondere nachts schwerfallen, sich von ihnen zu distanzieren. In einem solchen Fall könnten Sie ihnen vorsingen (z. B. «Happy Birthday») oder mit Mickymaus-Stimme sprechen, entweder im Stillen in Ihrem Kopf oder laut. Damit verleihen Sie ihnen einen etwas albernen Anstrich und nehmen ihnen ihre Überzeugungskraft. Oder aber Sie versuchen, das Tempo oder die Stimmlage Ihrer Gedanken zu verändern. Alles, was den Klang Ihrer Gedanken in Ihrem Kopf verzerrt, reicht möglicherweise schon aus, um die Assoziationen, die Sie mit Ihren unerwünschten Gedanken verbinden, aufzulösen.

Wann und wo anwendbar?

Üben Sie sich nachts und am Tag darin, Ihre unerwünschten Gedanken zu begrüßen. Je mehr Übung Sie am Tag bekommen, desto leichter wird es Ihnen fallen, die Gedanken nachts in ihre Schranken zu verweisen.

Hilfreiche Tipps

Das Ziel. Ihre Gedanken zu begrüßen, bedeutet nicht, sie loszuwerden oder ihren Inhalt zu verändern, sondern es bringt zum Ausdruck, dass Sie sich von ihnen distanzieren wollen. Sie brauchen sie dann nicht mehr in Ihrem Bewusstsein zu halten und können Ihre Aufmerksamkeit zurück auf das lenken, was Sie gerade getan haben. In der Nacht könnte das bedeuten, dass Sie ruhig und still im Bett liegen und sich auf achtsame Weise bewusst machen, wie sich Ihr Kopf auf dem Kissen anfühlt.

Bilder. Wenn Ihre Gedanken überwiegend in Form von Bildern zu Ihnen kommen und Sie sich beispielsweise nachts wach und panisch im Bett liegen sehen oder wie Sie am nächsten Tag Ihre Arbeit nicht schaffen, dann kann man die Bindung an die eigenen Assoziationen auch durchbrechen, indem man mit der funktionalen Qualität der Bilder spielt. Sie könnten zum Beispiel versuchen, sie als Film auf eine Kinoleinwand zu bringen, oder die Größe, Farbe, Form und Geschwindigkeit des Films verändern, der sich in Ihrem Kopf abspult.

Distanz schaffen. Vielleicht ist Ihnen aufgefallen, dass Sie Distanz zwischen sich und Ihren Gedanken schaffen, wenn Sie sie mit einem Etikett oder einem kurzen aussagekräftigen Satz behaften. Außerdem bremsen Sie damit den Gedanken und erhalten so Zugang zum rationalen Teil Ihres Gehirns, der weiß, dass Sie selbst entscheiden wollen, ob Sie sich einen Gedanken zu eigen machen oder nicht.

Im nächsten Abschnitt lernen Sie Werkzeuge kennen, um alle unerwünschten Emotionen, Körperempfindungen und Bedürfnisse zu begrüßen, die in der Nacht und, in Reaktion auf die Schlaflosigkeit, am Tag auftauchen.

Furcht vor dem Gefühl

Ihre Emotionen und Körperempfindungen sind ein evolutionärer Überlebensmechanismus, der Sie darauf vorbereitet, vor einer Gefahr davonzulaufen beziehungsweise sich in Sicherheit zu bringen. Sie können impulsiv und intensiv sein wie zum Beispiel der Drang zu flüchten, wenn jemand vor Ihnen aufspringt und Sie erschreckt, oder das Gefühl von Wärme, das Sie durchdringt, wenn Sie unvermittelt einer alten Freundin gegenüberstehen. Auf der anderen Seite stehen die lange anhaltenden Gefühle, wie wir sie in der Liebe oder Trauer erleben.

Wir erleben das Auf und Ab dieser Empfindungen, während sie vierundzwanzig Stunden am Tag auf die Ereignisse in unserem Leben reagieren. Das erklärt, warum wir aus dem Stand und übergangslos von Glück und Freude zu Angst und Wut wechseln können. Es bedarf nur des Eintreffens irgendeiner traurigen Nachricht oder auch nur des Auftauchens eines traurigen Gedankens in unserem Kopf, und schon ist unsere emotionale und physische Landschaft vollkommen verändert. Ihre Empfindungen sind das Ergebnis chemischer Reaktionen in Ihrem Gehirn und Körper und unterliegen nicht Ihrer Kontrolle. Doch auch den Empfindungen ist die Kontrolle über Sie verwehrt, auch wenn sie Sie zu bestimmten Reaktionsweisen veranlassen wollen. Wenn Sie beispielsweise zu einem Vorstellungsgespräch gehen, dann haben Sie zwar Angst und würden am liebsten davonlaufen, aber Sie entscheiden darüber, ob Sie Ihren Emotionen folgen oder Vernunft walten lassen.

Schlaflosigkeit wirkt sich darauf aus,
was Sie emotional und was Sie physisch empfinden,
und sie beeinflusst Ihr Verhalten.

Die Verbindung zwischen schlechtem Schlaf und der Fähigkeit, unsere Emotionen zu regulieren, hat sogar Eingang in unseren Sprachgebrauch gefunden. Deshalb witzeln wir, wenn jemand schlechtgelaunt ist: «Da ist wohl heute Morgen jemand mit dem falschen Bein zuerst aufgestanden», oder wir bezeichnen ein kleines Kind als «übermüdet», wenn es ohne Anlass weint oder Wutanfälle bekommt.

Im Zusammenhang mit Schlaflosigkeit sind die möglichen Emotionen und Körperempfindungen unbegrenzt und individuell verschieden. Wenn mein Schlaf auch nur in einer Nacht gestört wird, dann taucht am nächsten Tag eine ganze Armee von Neuankömmlingen in meinem Geist und Körper auf. Gereiztheit, Ärger und Brummigkeit ebenso wie Hunger, Appetit auf Süßes und Müdigkeit – sie alle haben ihren Auftritt. Bei anderen löst Schlaflosigkeit Gefühle von Traurigkeit, Überdrehtheit, Nervosität und Besorgnis aus.

Wenn sich schlafgestörte Menschen daran erinnern, dass die

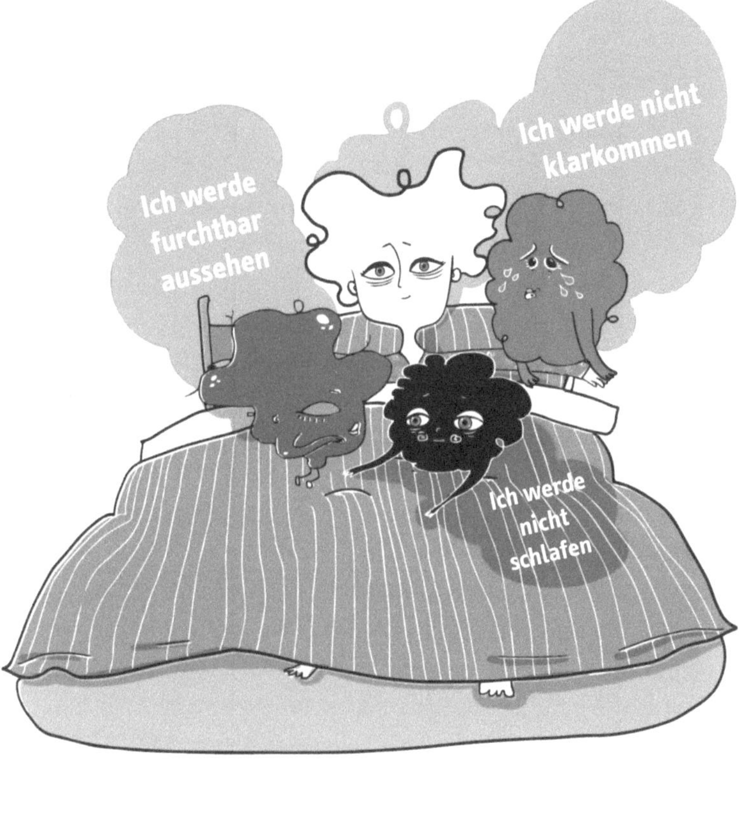
Ich werde furchtbar aussehen
Ich werde nicht klarkommen
Ich werde nicht schlafen

Die unerwünschten Gedanken begrüßen

Zubettgehzeit unmittelbar bevorsteht, tritt am häufigsten Angst auf, oder es entsteht ein Knoten im Bauch. Beim Zubettgehen bemerken sie vielleicht, dass sich ihr Herzschlag oder ihre Atemfrequenz beschleunigt, insbesondere dann, wenn das Einschlafen nicht rasch vonstattengeht. Als Nächstes stehen Frustration, Hilflosigkeit und Resignation auf der Matte, insbesondere wenn Schlaflosigkeit häufig vorkommt. Dann fühlt man sich überwältigt von dem Drang, sich zu drehen und zu wenden oder aufzustehen, um sich lieber irgendwie zu beschäftigen, als hellwach im Bett zu liegen.

Mit der Zeit kommt dann Wut hinzu, die sich auf alles und jeden richten kann. Beziehungspartner, Kissen, laute Nachbarn und Arbeitskollegen, sie alle können ihre von Müdigkeit befeuerte Wut abkriegen. Neid ist ebenfalls weitverbreitet, insbesondere dann, wenn man neben jemandem liegt, der einschläft, sobald sein Kopf das Kissen berührt. Mit der Zeit stellen sich Traurigkeit, Hoffnungslosigkeit und Depression ein und rauben einem jegliche Lebensfreude. Für manche sind solche Gefühle nur die Spitze des Eisbergs und fördern, wenn es ihnen gestattet wird, schließlich tiefere, dunklere Emotionen zutage, die im Zusammenhang mit früheren Lebenserfahrungen stehen.

Bei mir befördern ein paar Nächte schlechten Schlafs Versagensängste aus der Vergangenheit mit solcher Kraft ins Jetzt, dass es sich anfühlt, als seien sie nie von mir gewichen. Für andere öffnet sich unter diesen Umständen das Tor zu alten Gefühlen der Depression, Zurückweisung, Angst und Schuld, um nur einige zu nennen. Schlaflosigkeit besitzt also die Macht, in Ihnen Ihre unerwünschten Emotionen aus der Vergangenheit zu wecken, und es ist nur allzu verständlich, dass Sie alles tun würden, um sich von ihnen zu befreien. Doch wie bei Ihren Gedanken haben Sie kaum Möglichkeiten, Ihre Emotionen unter Kontrolle zu bekommen, und allein schon der Versuch bewirkt häufig eine Verschlimmerung der Lage. Sie zu begrüßen, eröffnet Ihnen einen wirksamen Weg, Ihren emotionalen Thermostaten neu zu eichen und nachts wieder gut zu schlafen.

SCHLAF-FAKTEN

Neueste Forschungsergebnisse haben einen Zusammenhang zwischen Müdigkeit und der Regulierung von Emotionen festgestellt. Offenbar hemmt Schlafentzug die natürliche Fähigkeit, Stimmungen zu regulieren oder alltägliche emotionale Herausforderungen zu bewältigen. Man könnte sagen, man fällt in einen primitiveren Zustand zurück, in dem sich die Amygdala in fieberhafte Aktivität stürzt und die emotionale Reaktion über das erforderliche Maß hinaus übersteigert.[7] Das könnte die Erklärung für die Klage so vieler meiner Klienten darüber sein, dass sie mitten in der Nacht oder am Folgetag hochemotionale Schübe erleben, bei denen bereits die kleinsten Erschütterungen ausreichen, um einen Weinkrampf oder höchste Aggressivität auszulösen. Müdigkeit beeinflusst außerdem die Verarbeitung unserer Erinnerungen, und Forscher vertreten die Auffassung, dass es unter Schlafmangel leidenden Probanden leichter fällt, unangenehme Erinnerungen wachzurufen.[8]

Unsere Unfähigkeit, das eigene emotionale System zu regulieren, erklärt, warum schlechter Schlaf oft in Begleitung von anderen psychologischen Störungen auftritt wie etwa von Ängsten und Depressionen. Traditionell wird Schlaflosigkeit als Symptom der Depression betrachtet; deshalb werden noch immer viele meiner Klienten als depressiv diagnostiziert und gegen Depression statt gegen Schlaflosigkeit behandelt. Moderne Forschung jedoch zeigt, dass Schlaflosigkeit sowohl die Ursache wie auch die Auswirkung von Depression sein kann.[9] Das ist nachvollziehbar, denn wer nicht schläft, dessen Stimmung sinkt und der fühlt sich mit größerer Wahrscheinlichkeit depressiv. Außerdem erklärt es, warum sich bei vielen meiner Klienten die Stimmung deutlich hebt, wenn sie einmal eine ganze Nacht durchgeschlafen haben.

Wenn Sie lernen, Ihre Emotionen und Körperempfindungen achtsam anzusehen, freundlich zu begrüßen und sich noch in der Nacht oder am nächsten Morgen von ihnen zu distanzieren, dann nehmen Sie Einfluss auf das von Schlafmangel geschaffene relative emotionale Ungleichgewicht.

FALLGESCHICHTE: Fortsetzung

Nachdem Mary monatelang geübt hatte, berichtete sie mir, dass sie sich beim Zubettgehen vorstelle, die Leiterin einer Grundschule zu sein, und dass Sie Ihre Monster als die Schüler sehe. Sie beschrieb mir, wie sie die Anwesenheitsliste überprüfe, um herauszufinden, welche ihrer «Schüler» gekommen seien. Die Vorstellung habe ihr enorm geholfen, weil sie nun die Monster nicht mehr fürchten müsse und sich sogar schon darauf freuen könne, herauszufinden, wer alles erschienen sei. Es überraschte sie, dass sich mit der Zeit, seit sie nicht mehr versuchte, sie loszuwerden, die Zahl der Anwesenden immer weiter verringerte. Doch fiel ihr auch auf, dass sich das Klassenzimmer füllte, wenn sie am nächsten Tag etwas vorhatte, wofür sie fit sein musste; in solchen Fällen hatte sie es sich zur Angewohnheit gemacht, ihre Schüler für ihre sogenannte «Abendschule» anzumelden. Sie fand heraus, dass Sie trotz des vollen Klassenzimmers einschlafen konnte. Nachdem wieder einige Zeit verstrichen war, verzichtete sie sogar darauf, ihre Gedanken als «Monster» zu beschreiben, denn sie empfand sie nicht mehr länger so.

Unerwünschte Emotionen, Körperempfindungen und Bedürfnisse begrüßen

Wie bei den unerwünschten Gefühlen muss man sich auch mit den unerwünschten Emotionen und Körperempfindungen in einem ersten Schritt mit ihnen vertraut machen, wenn man sich von ihnen distanzieren will. Die bei meinen Klienten am weitesten verbreitete Emotion ist Besorgnis, die sich oft durch Herzrasen manifestiert und sie veranlasst, auf irgendeinem Weg Entspannung zu erreichen. Besorgnis wird häufig begleitet von Muskelverspannungen, was den Drang, eine Tablette zu nehmen, noch vergrößert. Kommt Verzweiflung hinzu, dann macht sich möglicherweise ein Engegefühl in der Brust breit – ein gutes Argument, um Alkohol zu trinken. Oder wenn die Schlaflosigkeit Langeweile verursacht, fühlen sie sich vielleicht veranlasst, aufzustehen und sich irgendwie zu beschäftigen.

Wenn Sie jetzt über Ihre eigenen Schlafprobleme nachdenken, dann überlegen Sie, welche unerwünschten Emotionen, Körperempfindungen und Bedürfnisse sie bei Ihnen auslösen und halten Sie sie in einer Liste fest. Zum Beispiel könnten Sie schreiben: «Einsam – Knoten im Bauch – wecke Partner auf», oder: «Frustriert – im Adrenalinrausch – Schreien und Kreischen». Fühlen Sie sich frei, alle Emotionen, Körperempfindungen und Bedürfnisse aufzuschreiben, die in Ihnen aufsteigen, auch solche, die ich noch nicht erwähnt habe: Hier geht es um *Sie* und darum, *Ihre* Schlaflosigkeit kennenzulernen. Wenn Sie loslegen, fühlen

Sie sich ein bisschen unwohl, haben Angst und wollen die Sache vielleicht am liebsten bleiben lassen. Das ist vollkommen normal. Etwas Ähnliches haben Sie vermutlich auch an Ihrem ersten Schultag empfunden oder an Ihrem ersten Tag an einem neuen Arbeitsplatz. Wenn dem so ist, dann halten Sie einen Augenblick inne, um den Emotionen, Körperempfindungen und Bedürfnissen Anerkennung zu zollen, die jetzt in Ihrem Körper auftauchen. Heißen Sie sie freundlich willkommen und machen Sie dann mit Ihrer Arbeit weiter. Denken Sie daran, Sie haben zwar keine Kontrolle darüber, welche Emotionen und Körperempfindungen sich mitten in der Nacht zeigen, aber Sie haben immer die Wahl, wie Sie auf sie reagieren. Im nächsten Abschnitt lernen Sie Techniken kennen, die Sie auf Ihrer Reise zurück zu gutem Schlaf einsetzen können.

ÜBUNG: Emotionen, Körperempfindungen und Bedürfnisse willkommen heißen

Hier einige Wege, die Sie beschreiten können, wenn Sie unerwünschte Emotionen, Körperempfindungen und Bedürfnisse, die sich nachts oder am Tag zeigen, willkommen heißen wollen:

Kennenlernen und begrüßen. Wenn Sie das Eintreffen irgendwelcher Emotionen, Körperempfindungen und Bedürfnisse bemerken, dann halten Sie es wie bei Ihren unerwünschten Gedanken und begrüßen Sie sie mit Worten wie: «Hallo, Frustration, schön, dich wiederzusehen», oder: «Ich grüße dich, Bedürfnis, eine Tablette zu schlucken», oder: «Willkommen, Müdigkeit, ich sehe, dass du heute meine Gesellschaft suchst.»

Auf diese Weise unbekümmert zu sein, bewahrt Sie davor, sich in ihnen zu verfangen und sie noch zu verstärken.

Beschreiben. Nehmen Sie sich einen Augenblick Zeit, um die Emotionen, Empfindungen und Bedürfnisse in Ihrem Körper vorurteilsfrei zu beschreiben. Stellen Sie sich vor, dass sie Objekte in Ihnen sind und dass Sie sie betrachten. Um Ihre Objektivität zu fördern, lassen Sie «Ihre Augen» unter Beantwortung der nachfolgenden Fragen über Ihren Körper wandern:

- **Welche Emotionen zeigen sich?** Zum Beispiel: «Ich sehe Besorgnis und Panik.»
- **Welche Körperempfindungen treten in Erscheinung?** Zum Beispiel: «Ich spüre mein Herz rasen und einen Knoten im Bauch.»
- **Wo in Ihrem Körper spüren Sie sie am stärksten, wo am schwächsten?** Zum Beispiel: «Am stärksten in der Magengrube und am schwächsten in meinen Zehen.»
- **Sitzen sie nur an der Oberfläche oder tief in Ihrem Inneren?** Zum Beispiel: «Sie sitzen tief im Innersten meines Magens.»
- **Was tun sie?** Zum Beispiel: «Sie drehen sich in rasender Geschwindigkeit.»
- **Haben sie eine Form, Gestalt oder Farbe?** Zum Beispiel: «Sie sehen aus wie ein großes, verworrenes, enggeschlungenes, brennendes Seilknäuel.»
- **Haben sie Gewicht, Oberflächenbeschaffenheit oder Temperatur?** Zum Beispiel: «Sie fühlen sich sehr schwer an, rau und heiß.»

Raum schaffen. Gestatten Sie es Ihren Emotionen, Körperempfindungen und Bedürfnissen, in Ihnen zu existieren, indem Sie für sie Platz schaffen. Nutzen Sie Ihre Antworten auf die vorangegangenen Fragen (zum Beispiel: «Sie sehen aus wie ein großes, verworrenes, enggeschlungenes, brennendes Seilknäuel») und Ihre Vorstellungskraft, um Raum für sie (so viel Sie nur wollen) bereitzustellen. Lassen Sie sie sich in diesem Raum frei bewegen und frei schweben. Wenn Sie möchten, können Sie den Raum mit Ihrem Atem füllen, um ein Gefühl von Offenheit und Freiheit zu erlangen und Ihre Beziehung zu ihnen zu mildern. Nehmen Sie sich die Zeit, sie dabei zu beobachten, wie sie sich im Raum bewegen, und zu spüren, wie anders es sich anfühlt, wenn sie in Ihnen existieren dürfen, statt von Ihnen bekämpft und verdrängt zu werden.

Spielen. Sobald Sie mit Ihren Emotionen, Körperempfindungen und Bedürfnissen vertraut sind und sie losgelöst von sich selbst betrachten können, haben Sie die Möglichkeit, mit ihnen in Ihrem Geist zu spielen. Nehmen Sie sich einen Moment Zeit, um ihnen einen physischen Charakter zu verleihen. Stellen Sie sich vor, dass Sie im Auditorium eines Theaters sitzen und zusehen, wie sie einer nach dem anderen die Bühne betreten. Ziehen Sie sie spielerisch an und lassen Sie sie gemäß ihres Charakters agieren, etwa in der Gestalt eines wütenden Bullen, der über die Bühne tobt und aus Nüstern und Ohren dampft.

Schweben. Nehmen Sie sich die Zeit, mit Ihren Bedürfnissen zu schweben, mit ihnen während der Nacht und am Tag aufzusteigen und zu sinken. Spielen Sie im Geiste jedes Detail Ihrer

Erfahrung durch, und beschreiben Sie sie dabei so objektiv wie möglich. Zum Beispiel: «Ich habe das Bedürfnis, aufzustehen und noch eine Tablette zu nehmen», «Mein Kopf ist voll mit Gedanken an Schlafmittel», «Mein Körper wird unruhig», «Ich spüre, wie die Angst meinen Körper überschwemmt», und so weiter. Machen Sie sich bewusst, dass Sie, auch wenn Sie sich nicht besonders gut fühlen, mit Ihren Bedürfnissen und Erfahrungen schweben können und wählen dürfen, wie Sie sich verhalten, statt von ihnen aufgezehrt zu werden.

Wann und wo anwendbar?

Sie können immer dann üben, Ihre Emotionen, Körperempfindungen und Bedürfnisse zu begrüßen, wenn sie nachts oder bei Tag auftauchen. Falls sie sich nur nachts zeigen, könnten Sie am Tag üben, indem Sie sich eine Nacht in Erinnerung rufen, in der Sie zuletzt schlecht geschlafen haben, und alle Empfindungen willkommen heißen, an die Sie sich erinnern.

Hilfreiche Tipps

Spüren Sie Ihre Gefühle. Sinn und Zweck dieser Übung ist es, Ihre Emotionen, Körperempfindungen und Bedürfnisse so zu spüren, wie sie sind, statt sie für das zu fürchten, was Sie mit ihnen assoziieren. Damit verringern Sie die Wahrscheinlichkeit, sie weiter zu verstärken, und Sie können wieder nur einfach wach im Bett liegen und hoffentlich früher als später einschlafen. An dieser Stelle ist anzumerken, dass die Übung nicht den Zweck hat, Emotionen, Empfindungen und Bedürfnisse irgendwie loszuwerden, zu verringern oder auf sonst eine Weise zu verändern, doch kann genau das geschehen, wenn Sie sich ihnen öffnen, um sie zu spüren. Falls sich Ihre Empfindungen rasch auflösen, dann sei es so, aber denken Sie daran, dass dies nicht der Zweck der Übung ist und dass eine Anwendung der Übung mit dieser Intention auch zu einem anderen Ergebnis führen kann.

Nachts stärker. Die meisten Klienten berichten, dass Ihre Empfindungen beim Zubettgehen oder mitten in der Nacht am stärksten sind. Falls dies auch für Sie zutrifft, dann kann es hilfreich sein, die Übung am Tag zu machen, damit Sie auf die nächtliche Konfrontation mit Ihren Empfindungen vorbereitet sind.

Gedanken begrüßen. Während Sie diese Übung machen, wird Ihnen Ihr Gehirn vermutlich einen endlosen Strom sorgenvoller Gedanken schicken wie zum Beispiel: «Das ist schrecklich», oder: «Was kann ich nur tun, damit es aufhört?» Solche Gedanken willkommen zu heißen, hilft Ihnen, auf dem richtigen Weg zu bleiben, statt nach raschen Lösungen zu suchen.

Energieeffizienz. Machen Sie sich bewusst, wie viel Energie Sie investieren, um Ihre unerwünschten Empfindungen abzuschütteln, statt sie einfach seinzulassen. Möglicherweise finden Sie heraus, dass Sie dazu Ihren gesamten Energievorrat aufgebraucht haben, ohne es überhaupt zu wissen.

Beschreiben statt bewerten. Wenn Sie diese Übung machen, dann kann es leicht geschehen, dass Sie sich überwältigt fühlen und Ihre Emotionen, Körperempfindungen und Bedürfnisse plötzlich bewerten, statt sie nur zu beschreiben. Bitte denken

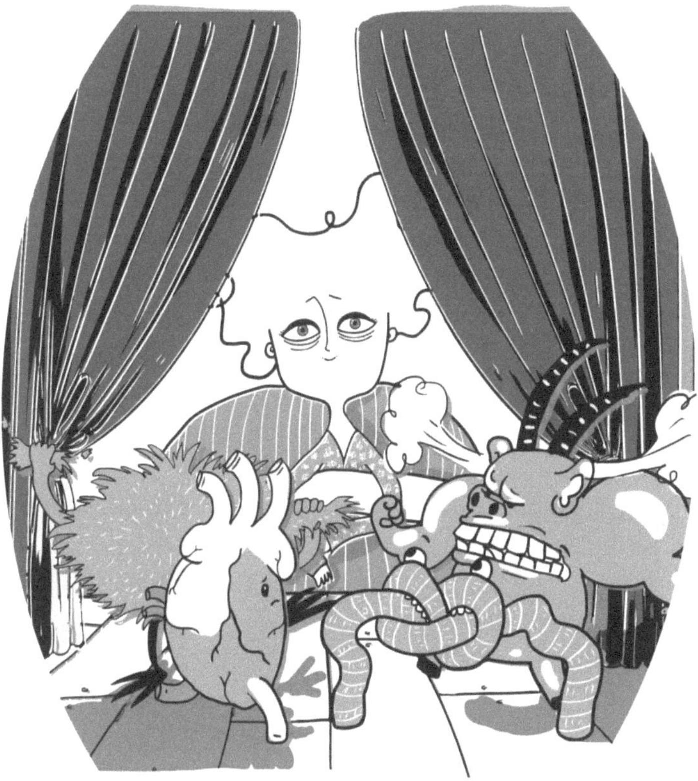

Mit Emotionen, Empfindungen und Bedürfnissen spielen

Sie daran: Beschreiben heißt, einen objektiven, urteilsfreien Bericht dessen zu liefern, was in diesem Augenblick geschieht. Zum Beispiel: «Ich spüre, wie mein Herz in meiner Brust rasch schlägt.» Bewerten hingegen heißt, eine subjektive und wertende Meinung zu dem abzugeben, was Sie gerade erleben. Zum Beispiel: «Mein Herz schlägt so rasch, dass ich bestimmt gleich einen Herzinfarkt bekomme.» Ihre Empfindungen achtsam zu beschreiben, hilft Ihnen, sie als das zu sehen, was sie sind, und zu erkennen, dass sie zwar unangenehm sein, Ihnen aber nichts anhaben können. Wenn Sie Ihre Emotionen und Empfindungen betrachten, kann es hilfreich sein, sich eine entsprechende Frage zu stellen: «Tun sie mir etwas an, oder empfinde ich sie als unangenehm?»

Schlüsselreiz. Viele Emotionen und Körperempfindungen werden als Reaktion auf einen bestimmten Schlüsselreiz ausgelöst, etwa durch das Umziehen ins Schlafzimmer, das Positionieren des Kopfes auf dem Kopfkissen, das Aufwachen mitten in der Nacht oder durch das Wissen, für ein Meeting früh aufstehen zu müssen. Wenn Sie Ihren Schlüsselreiz kennen, dann können Sie sich vorbereiten und sich bereitwillig für das öffnen, was kommt.

Bis oben hin voll. Manchmal, wenn Sie für Ihre Emotionen und Körperempfindungen Raum schaffen, kann es vorkommen, dass das vorgestellte Objekt so lange wächst, bis es allen bereitgestellten Raum ausfüllt. Wenn das geschieht, dann beobachten Sie den Vorgang mit Neugier und Interesse. Wenn Sie wollen, können Sie den geschaffenen Raum mit Ihrer Vorstellungskraft noch vergrößern.

Drang zu blockieren. Wenn Sie in sich den Drang spüren, das Objekt zu blockieren, oder Ihr urteilender Geist Ihnen vorschreibt, es zu beseitigen, dann danken Sie Ihrem Körper für diesen Drang und Ihrem Geist für die Gedanken, und machen Sie weiter damit, für das Objekt Raum zu schaffen. Damit zeigen Sie, dass Sie bereit sind, die hereinkommenden Emotionen, Körperempfindungen und Bedürfnisse zu erleben, und dass Sie sie nicht mehr fürchten.

Spielerisches Erleben. Indem Sie Ihren Emotionen und Körperempfindungen auf spielerische Weise einen Charakter verleihen, tragen Sie dazu bei, sie zu objektivieren, und steigern Ihre Bereitschaft, ihnen auf Augenhöhe zu begegnen und sie zu erleben. Bitte denken Sie daran, dass diese Übung nicht dazu gedacht ist, sie auf irgendeine Weise zu maskieren oder zu vermeiden.

SCHLAF-FAKTEN

Von jeher war das Besprechen unserer Probleme mit unseren Mitmenschen schon immer ein Heilmittel gegen menschliches Leid. Ob Ihr Gesprächspartner ein Familienmitglied ist oder ein Freund, dem Sie bei einer Tasse Kaffee Ihr Leid klagen, oder ob Sie Ihre Sorgen einem guatemaltekischen Sorgenpüppchen anvertrauen: Mit anderen geteilte Sorgen sind nur noch halb so groß. Noch gar nicht so lange wissen wir außerdem, dass auch die Beschreibung unserer Gefühle große therapeutische Wirksamkeit entfalten kann.

Neueste Forschungsergebnisse zeigen: Wenn Emotionen beschrieben werden, dann vermindert sich die Reaktion der Amygdala und des limbischen Systems, jener Bereiche im Gehirn, die für die Erzeugung des emotionalen Leidens verantwortlich sind.[10] Der Akt des Beschreibens aktiviert den rationalen Teil des Gehirns, den man als präfrontalen Kortex bezeichnet und der dafür zuständig ist, die gegenwärtige emotionale Reaktion einzuschätzen und festzustellen, ob sie hilfreich ist oder nicht, und sie entsprechend zu regulieren.

Diese Zusammenhänge lassen darauf schließen, dass die Entschärfung Ihrer Gedanken, Emotionen und Körperempfindungen durch ihre objektive Beschreibung – entweder still in Ihrem Kopf oder laut – von ähnlicher therapeutischer Wirksamkeit ist wie das Besprechen von Problemen mit einem guten Freund oder Therapeuten. Wenn Sie sich also diese Technik zu erwartungsgemäß stressbelasteten Zeiten wie dem Zubettgehen, beim nächtlichen Aufwachen oder vor einem wichtigen Termin am nächsten Tag zunutze machen, dann kann sich dies als hilfreich im Umgang mit schlechtem Schlaf erweisen.

FALLGESCHICHTE: Fortsetzung

Das größte Problem für Mary war ihre Müdigkeit während des Tages. Sie erzählte, dass sie sich an manchen Tagen so erschöpft und elend fühle, dass sie sich nicht auf ihre Arbeit konzentrieren könne und alles vergesse. Sie zweifelte daran, ob sie tatsächlich so entsetzliche Gefühle aushalten und akzeptieren müsse, um irgendwann wieder richtig zu schlafen und sich wieder normal zu fühlen. Ich erklärte ihr, dass sie sich zwar aufgrund ihrer durchwachten Nächte am nächsten Tag schrecklich fühle, dass jedoch der Kampf gegen die Schlaflosigkeit alles nur noch schlimmer mache. Ich erinnerte sie an die Metapher vom Tauziehen: Je mehr sie sich gegen ihre Schlaflosigkeit stemme, umso größer sei die Gegenwehr.

Außerdem fördere sie damit ihre nächtliche Schlaflosigkeit, weil sie sich die ganze Nacht darüber Gedanken mache, wie sie den nächsten Tag denn wohl würde schaffen können. Ich forderte sie auf, ihre Empfindungen während des Tages ebenso kennenzulernen wie ihre nächtlichen.

Nach ein paar Wochen berichtete sie, dass sie nun jede Empfindung freundlich begrüßen würde mit Worten wie: «Hallo, Müdigkeit», oder: «Danke für dein Erscheinen, Erschöpfung.» Wenn die Gefühle sie zu übermannen drohten, dann stelle sie sich vor, wie sie eines nach dem anderen auf einem Förderband daherkämen. Sobald eines vor ihr auftauche, rufe sie seinen Namen und erwarte das nächste. «Müdigkeit» nur zu rufen, statt gegen sie anzukämpfen, beschränke sie auf ein erträgliches Maß. Außerdem mache sie sich nun keine Sorgen mehr, wie sie ohne Schlaf klarkommen solle, was praktisch bedeute, dass sie die meisten Nächte gut schlafe. Und wenn sie tatsächlich einmal eine schlechte Nacht habe, dann würde sie ihren Tag so gut wie eben möglich absolvieren und sich von ihrer Müdigkeit dabei begleiten lassen.

WOCHE 4 ◉ AUFBAUEN

… des neuen Schlafmusters

«Schlafen ist kein geringes Kunststück,
denn man muss den ganzen Tag dafür wach bleiben.»

FRIEDRICH NIETZSCHE

Diese Woche wollen wir:

- Lernen, was normaler Schlaf ist, wie viel davon Ihr Körper braucht und wann dafür die beste Zeit ist.
- Herausfinden, dass sich der Schlaf aus verschiedenen Phasen zusammensetzt, die sich in der Nacht fortlaufend wiederholen und verändern.
- Begreifen, wie wichtig es ist, den eigenen Schlaf zu regulieren, wenn man ein neues und bleibendes Schlafmuster aufbauen will, das zum übrigen Leben passt.
- Erfahren, was normale Schläfer tun, um in der Nacht gut zu schlafen, und anfangen, uns wie sie zu verhalten.

«Ich habe mehrere Ärzte aufgesucht, auch solche, die auf Schlafstörungen spezialisiert sind, doch weder kognitive Verhaltenstherapie noch die anderen von ihnen vorgeschlagenen Methoden oder Medikamente brachten mir irgendeine Erleichterung. Es war äußerst frustrierend. Bis ich die Sleep School fand, glaubte ich, irgendetwas nicht Wiederherstellbares sei meinem Schlaftrieb zugestoßen und ich müsse mich für den Rest meines Lebens mit meiner Schlaflosigkeit abfinden. Erst das Programm der Sleep School gestattete es mir, meine Schlafprobleme aus einer neuen Perspektive zu sehen. Es setzt keine einschneidenden Veränderungen oder Anpassung des eigenen Lebens voraus. Es ist leicht durchzuführen, und wenn man sich erst einmal darauf eingelassen hat, ist es wirklich hilfreich bei der Verbesserung des eigenen Schlafs. Manche der Übungen wirken auch gut gegen andere alltägliche Stressfaktoren.

Vor ungefähr einem Jahr habe ich mit dem Programm begonnen, und ich freue mich, sagen zu dürfen, dass ich inzwischen ziemlich gut schlafe. Statt der zwei, drei oder vier Stunden unterbrochenen Schlafs pro Nacht schlafe ich nun sieben Stunden durch und am Wochenende sogar mehr.»

LORI, COLORADO/USA

In Ihrem Gehirn tun sich verschiedene biologische Prozesse zusammen, um Ihren Schlaf zu regulieren. Schlaf ist ein automatisierter Prozess, über den wir keine Kontrolle haben; damit will ich sagen, dass wir nicht einfach einschlafen können, nur weil wir es gerade wollen. Vielmehr kann man den natürlichen Schlafrhythmus sogar sehr leicht stören, wie man am Krankheitsbild der Schlaflosigkeit deutlich sehen kann. Unser Ziel ist es, Ihnen beim Wiederaufbau eines normalen Schlafmusters zu helfen, das Ihre natürlichen Neigungen berücksichtigt und in Ihr

Leben passt. Damit Sie Ihren Rhythmus finden können, müssen Sie verstehen:

- was normaler Schlaf ist,
- wie lange Sie schlafen sollten,
- zu welcher Tageszeit Sie schlafen sollten und
- wie man sich als normaler Schläfer verhält.

Was ist normaler Schlaf?

Wenn Sie an Schlaflosigkeit leiden, halten Sie acht Stunden ununterbrochener Schlaf möglicherweise für das Ideal. Vermutlich ist es für Sie hilfreich, wenn Sie zunächst einmal eine klare Vorstellung davon entwickeln, was normaler Schlaf ist und welche Variationen es gibt, damit Sie realistische Erwartungen an guten Schlaf haben.

Weder gibt es auf der ganzen Welt auch nur zwei Menschen, die in einer Nacht auf die gleiche Weise schlafen, noch werden Sie jemals in zwei Nächten auf die gleiche Weise schlafen. Jede Nacht bringt ihre eigenen Variationen und Wachphasen mit sich. Auch den idealen Schlaf gibt es nicht; die meisten Menschen brauchen ein wenig Zeit, um einzuschlafen, und wachen nachts einmal oder mehrmals auf. Es ist unser Verhalten, mit dem wir auf schlechtes Einschlafen oder auf lange Wachphasen reagieren, das darüber entscheidet, ob wir ein normaler Schläfer sind oder unter Schlaflosigkeit leiden.

Schlaf wird mit am Kopf befestigten Elektroden gemessen, die Aufschluss über die elektrische Aktivität des Gehirns geben und aus der abgeleitet werden kann, ob Sie wach sind oder schlafen. Im nachfolgenden Schlafprofil wird die vollständige Nacht eines normalen erwachsenen Schläfers gezeigt. Es verdeutlicht die sich wiederholenden Zyklen aus Wachphase, leichtem, tiefem und REM-Schlaf, aus denen sich jeder Nachtschlaf typischerweise zusammensetzt.

Beim Blick auf die Graphik wird es Sie vielleicht überraschen, dass leichter Schlaf den größten Teil des Nachtschlafs ausmacht, bei einem normalen Schläfer nämlich ungefähr fünfzig Prozent. In diesem Zustand fühlen Sie sich schläfrig und entgleiten langsam der äußeren Welt, bevor Sie in den Tiefschlaf eintreten.

Wie es der Name bereits sagt, ist der Tiefschlaf die Art, bei der man am tiefsten schläft, und deshalb kann man Mühe mit der Orientierung haben, wenn man während dieser Phase geweckt wird. Der Tiefschlaf ist essenziell, weil es die Zeit ist, in der dem Körper Wachstum und Heilung zuteilwerden. Vielleicht wird es Sie überraschen, dass auch normale Schläfer nicht mehr als zwanzig Prozent pro Nacht in dieser Phase zubringen, der überwiegende Teil findet im ersten Drittel der Nacht statt.

Die Abschlussphase eines jeden Schlafzyklus ist der REM-Schlaf, der sich insbesondere in der zweiten Nachthälfte und in den frühen Morgenstunden vor dem Aufwachen ereignet. In dieser Phase ist das Gehirn äußerst aktiv, legt Erinnerungen an, verarbeitet die Emotionen des Vortags und träumt; aus diesem leichten Schlaf kann man leicht aufgeweckt werden. Deshalb erinnert man sich, wenn man aus dieser Phase aufwacht, an seine Träume oder fühlt sich zerschlagen und unerfrischt am Morgen.

Wir schlafen in Zyklen, die anderthalb bis zwei Stunden dauern, und am Ende eines jeden folgt ein kurzes Wachwerden, bevor der nächste beginnt. Die meisten normalen Schläfer durchlaufen durchschnittlich vier bis fünf Zyklen und damit fünf Wachphasen pro Nacht, obwohl sich die meisten von ihnen dessen keineswegs bewusst sind. Guter Schlaf ermisst sich aus

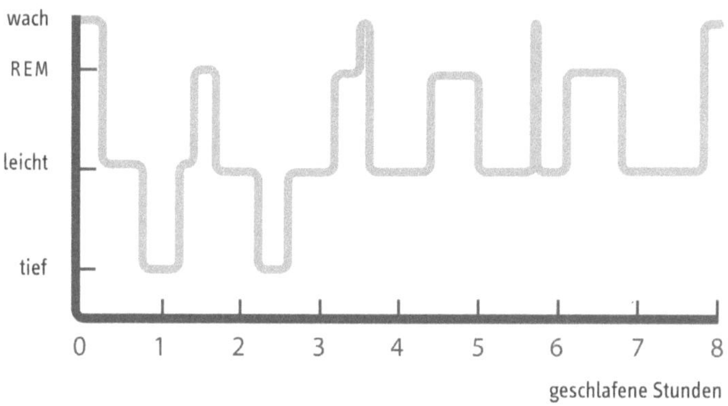

Normaler Nachtschlaf

der Zahl der abgeschlossenen Schlafzyklen und nicht so sehr aus den einzelnen Schlafphasen.

Die kleinen Wachphasen gestatten es Ihnen, Ihren Körper zu verlagern, um Schmerzen durch Druckstellen vorzubeugen, und geben Ihnen die Gelegenheit, zur Toilette zu gehen. Bei älteren Menschen wird der Schlaf in der Regel häufiger unterbrochen als bei jüngeren.

Darüber hinaus nimmt man an, dass die eingeschobenen Wachphasen ein evolutionärer Schutzmechanismus sind, der es Ihnen gestattet zu schlafen, aber dennoch in regelmäßigen Abständen aufzuwachen, damit Sie überprüfen können, ob irgendwelche Gefahren im Anzug sind. Wenn man darüber nachdenkt, dann erkennt man, dass das Überleben der Menschheit sehr viel mit Wachsamkeit zu tun hatte. Deshalb kann man innerhalb von Sekundenbruchteilen flucht- oder kampfbereit sein, während auch der normalste Schläfer wenigstens fünfzehn Minuten braucht, um einzuschlafen.

Zwar müssen Sie sich keine Sorgen mehr machen, ob Sie womöglich von einem Säbelzahntiger gefressen werden, aber Sorgen haben Sie trotzdem genug, und die betrachtet der primitive Teil Ihres Gehirns als ausreichenden Grund, Sie entweder wach zu halten oder mitten in der Nacht aufzuwecken. Daher ist es auch kein Wunder, dass Sie immer wacher werden, je mehr Sie um Schlaf ringen, denn wer kämpft, der ist in Gefahr und darf keinesfalls schlafen. Eines der Ziele dieses Buches ist es, geschickt auf solche «Schutzversuche» zu reagieren und Ihrem Gehirn klarzumachen, dass es Sie gefahrlos einen Schlafzyklus nach dem anderen ohne bewusstes Aufwecken oder Wachhalten erleben lassen kann.

FALLGESCHICHTE: John und seine nächtlichen Aktivitäten

John litt seit zwanzig Jahren mehr oder weniger an Schlaflosigkeit – praktisch seit er die Schule verlassen und zu arbeiten begonnen hatte. Als er mich schließlich aufsuchte, steckte er in einer ganzen Reihe von wenig hilfreichen Gewohnheiten fest: Er verwendete zu viel Zeit auf den Versuch einzuschlafen, stand immer wieder auf, wenn er nicht einschlafen konnte, und zog um ins Gästezimmer, wenn ihn seine Partnerin störte. Er kam zu mir in der Hoffnung, ich könnte ihm helfen, die Nacht neben seiner Frau durchzuschlafen.

Wie lange soll ich schlafen?

Wer unter Schlafstörungen leidet, der verbringt häufig mehr Zeit im Bett, als eigentlich notwendig wäre, in der Hoffnung, so seine Chancen auf mehr Schlaf zu erhöhen. Tatsache ist jedoch, dass genau das Gegenteil geschehen und sich die Qualität Ihres Schlafs noch weiter reduzieren kann. Daher sollten Sie nur so lange im Bett liegen, wie Ihr Körper schlafen muss, nicht länger.

Der durchschnittliche Erwachsene braucht zwischen sieben und acht Stunden Schlaf, doch die tatsächliche Bandbreite reicht von vier bis zehn Stunden. Folglich ist der Schlafbedarf eines Menschen etwas sehr Individuelles. Ob andere mehr oder weniger schlafen, spielt für Sie keine Rolle, solange Sie genug bekommen, um morgens relativ erfrischt aufzuwachen und Ihren Tag zu meistern.

Mir ist klar, dass Sie vielleicht noch nicht so weit sind, aber auf dem Weg zu Ihrem Ziel wird es Ihnen helfen, die für Ihre individuellen Bedürfnisse erforderliche Schlafdauer festzulegen. Damit Sie herausfinden können, wie viel Schlaf Sie erreichen könnten und wie viel Zeit Sie dazu im Bett zubringen müssen, ziehen Sie bitte die nachfolgenden Punkte in Betracht:

Altersgemäßer Bedarf. Mit zunehmendem Alter nimmt das Schlafbedürfnis ab, wobei ein neugeborenes Baby bis zu achtzehn Stunden braucht, ein Achtzigjähriger hingegen oft mit nur sechs Stunden auskommt.

Schlafbedarf in der Familie. Falls Sie aus einer Familie stammen, in der alle wenig schlafen – weniger als sechs Stunden –, könnte der Versuch, mehr zu schlafen, von vornherein zum Scheitern verurteilt sein.

Schlafbedarf in der Vergangenheit. Falls Sie erst seit ein bis zwei Jahren an Schlaflosigkeit leiden, zuvor jedoch gut und regelmäßig geschlafen haben, dann nutzen Sie dieses Schlafmuster als Richtlinie für Ihren aktuellen Bedarf.

Vermeiden Sie es, übertriebene Ansprüche zu stellen. Es kann ein großer Unterschied bestehen zwischen der Menge Schlaf, die Sie zu brauchen meinen, und derjenigen, die Ihr Körper tatsächlich benötigt. Wer an Schlafmangel leidet, der überschätzt leicht seinen Bedarf. Erwarten Sie nicht, acht Stunden lang zu schlafen, wenn Sie auch vorher als normaler Schläfer nie mehr als sechs Stunden gebraucht haben. Wer länger schläft, als er es nötig hat, dessen Schlaf wird flacher. Sechs bis acht Stunden guter Schlaf sind mehr wert als neun bis zehn Stunden schlechter, häufig unterbrochener Schlaf.

Milder Schlafentzug. Ein kleines bisschen weniger zu schlafen, als Sie eigentlich brauchen, kann hilfreich sein, wenn Sie Ihrem Schlafbedürfnis ein wenig auf die Sprünge helfen wollen und sich nicht scheuen, dann etwas weniger Zeit im Bett zu verbringen. Eine spürbare Verbesserung kann erzielt werden, wenn man ein paar Wochen lang dreißig Minuten später ins Bett geht und dreißig Minuten früher aufsteht. Im Wesentlichen verzichten Sie nur auf die halbe Stunde, die Sie ohnehin wach im Bett liegen, schlafen tiefer und haben am nächsten Tag mehr Energie. Ein solcher milder Schlafentzug, den Sie vielleicht ein paar Wochen lang aufrechterhalten wollen, kann eine gute Basis für Ihr neues Schlafmuster abgeben.

Nehmen Sie sich jetzt ein paar Augenblicke Zeit, um zu überprüfen, wie viel Schlaf Sie, basierend auf dem gerade Gelernten, tatsächlich brauchen. Wie viele Stunden letztendlich auch bei

Ihrer Prüfung herauskommen, nutzen Sie die Zeit, um all das zu üben, was Sie bisher gelernt haben, damit Ihr Gehirn sich langsam wieder ans Schlafen gewöhnt.

Kleine Erinnerung

Augenblicklicher Schlaf. Einen Zeitraum zu wählen, den Sie im Bett verbringen, bedeutet nicht, dass Sie tatsächlich die ganze Zeit schlafen. Damit erlangen Sie lediglich ein solides Fundament, auf dem sich nach und nach Ihr neues Schlafmuster herausbilden kann und das Ihnen die Gelegenheit bietet, sich wie ein normaler Schläfer zu verhalten.

Regelmäßigkeit. Sobald Sie Ihre Schlafdauer festgesetzt haben, halten Sie an ihr so lange wie möglich fest, da Ihnen die aus der Festsetzung resultierende Regelmäßigkeit auf lange Sicht helfen wird, die Qualität Ihres Schlafs zu verbessern. Kleine Abweichungen von zwanzig bis dreißig Minuten richten keinen Schaden an, aber versuchen Sie anfangs, längere zu vermeiden.

Flexibilität. Wenn Sie sich nach und nach an Ihr neues Schlafmuster gewöhnen, müssen Sie möglicherweise die Schlafdauer nachjustieren. Entsprechende Flexibilität sorgt dafür, dass Sie ein für Sie passendes, längerfristiges Schlafmuster finden. Es könnte von Ihnen verlangen, Ihre Schlafdauer hier und da entweder zu verkürzen oder zu verlängern. Bedenken Sie bei jeder vorgenommenen Veränderung, dass sie etwa eine Woche braucht, um Wirkung zu zeigen. Vermeiden Sie zu häufige Veränderungen, da sie nur Verwirrung stiften und sich ungünstig auf Ihre Schlafqualität auswirken.

Bereitschaft. Falls Sie den bisher aufgeführten Richtlinien Folge leisten, werden Sie wahrscheinlich weniger Zeit im Bett zubringen als vorher; dazu müssen Sie innerlich bereit sein. Das bedeutet für Sie, ein bisschen später ins Bett zu gehen und ein bisschen früher aufzustehen, und Ihr Geist wird Ihnen alle möglichen nur vorstellbaren Gründe liefern, warum Sie genau das nicht tun sollten. Seien Sie achtsam, begrüßen Sie Ihre Gedanken freundlich und bleiben Sie bei Ihrem Plan.

Schlaftagebuch. Falls Sie sich nicht sicher sind, wie viel Zeit Sie tatsächlich im Bett zubringen, kann es hilfreich sein, eine Woche lang ein Schlaftagebuch zu führen. Es wird Ihnen gestatten herauszufinden, ob die im Bett zugebrachten Stunden mit Ihrem natürlichen Schlafbedürfnis übereinstimmen oder ob Veränderungen erforderlich sind. Beispielsweise könnte es sein, dass Sie zu viel Zeit im Bett verbringen und es vielleicht zweckdienlich ist, die Stundenzahl zu reduzieren.

SCHLAF-FAKTEN

Es wird Sie nicht überraschen, aber je länger Sie wach sind, desto schläfriger und müder fühlen Sie sich in der Nacht. Der sogenannte «Schlaftrieb» wird durch eine Homöostase in Ihrem Gehirn geregelt, was erklärt, warum ein normaler Schläfer während des Tages mindestens sechzehn bis siebzehn Stunden wach sein muss (z. B. von 7 bis 23 Uhr), um den Trieb so weit zu unterfüttern, dass sich das Bedürfnis nach sieben bis acht Stunden (z. B. von 23 bis 7 Uhr) Nachtschlaf herausbilden kann. So wie eine Welle im Ozean an Kraft und Größe zunimmt, um sich zu brechen und zu verschwinden, sobald sie den Strand erreicht, so nimmt auch Ihr Schlaftrieb im Laufe des Tages zu, erreicht seinen Höhepunkt zur Zubettgehzeit und seinen tiefsten Punkt am Morgen, wenn die Zeit zum Aufstehen gekommen ist. Danach beginnt alles von neuem.

Zwar sollte es ein Leichtes sein, sich auf die Welle des Schlaftriebs zu schwingen, doch kann man sie auch leicht verpassen oder stören. Wenn man beispielsweise zum falschen Zeitpunkt schläft, am Morgen nicht aus dem Bett kommt, den Mittagsschlaf über Gebühr ausdehnt und abends vor dem Fernseher einnickt, dann ist der Schlaftrieb vermindert und der Beginn des Nachtschlafs verzögert. Die Folge sind in der Regel Gefühle der Frustration und Angst vor dem Nicht-Einschlafen-Können, was zur Aktivierung der Kampf-Flucht-Reaktion führt und Sie noch wacher macht.

Ein Problem kann es auch sein, wenn man Schlaf aufholen will, sobald nach mehreren schlaflosen Nächten endlich eine mit langem, tiefem und seligem Schlaf folgt. Es mag sich großartig anfühlen, endlich so lange und tief zu schlafen, doch wenn der Aufholschlaf zu lange ausgedehnt wird, dann reicht der Trieb für die nächste Nacht nicht aus, und die Folge sind neuerliche Schwierigkeiten. Der Aufholschlaf kommt auch bei normalen Schläfern vor, die am Wochenende ausschlafen wollen, um den Schlafmangel aus der vorhergehenden Woche wiedergutzumachen. In der Nacht von Sonntag auf Montag reicht in der Regel dann auch bei normalen Schläfern der Schlaftrieb nicht mehr aus, um sie durchschlafen zu lassen. In Verbindung mit den Sorgen, die im Hinblick auf die neu beginnende Woche auftauchen, erklärt sich, warum die Nacht von Sonntag auf Montag häufig als die mit dem schlechtesten Schlaf der Woche bezeichnet wird.

FALLGESCHICHTE: Fortsetzung

John berichtete, er bringe es nur dann auf sechs Stunden, wenn auch unterbrochenen Schlaf, wenn er wenigstens zwölf Stunden im Bett zubringe. Das erreiche er, indem er sich um 21 Uhr schlafen lege und dann bis 9 Uhr am nächsten Morgen liegen bleibe. Er brauche dann zwei Stunden zum Einschlafen und liege alle anderthalb Stunden eine Stunde wach. Er erklärte, er ärgere sich über sein Schlafmuster, weil es die Beziehung zu seiner Frau, seinen Angehörigen und Freunden belaste, doch fühle er sich hilflos und wisse nicht, was er dagegen unternehmen könne.

Während unserer Sitzung erklärte ich John, dass seine Herangehensweise weitverbreitet sei und dass sie ihm zwar etwas Schlaf verschaffe, jedoch ungewollt seinen Schlaftrieb schwäche. Er sah ein, dass er, wenn er besser schlafen wollte, die Zeit, die er im Bett zubrachte, würde reduzieren müssen, obgleich ihm bereits der bloße Gedanke daran große Angst einflößte. Ich erklärte ihm, dass dies vollkommen normal sei und dass es keinen Sinn habe, seinen Schlaf mit einem Schlag einzuschränken, denn damit würden nur seine Ängste anwachsen und sich seine Schlaflosigkeit verschlimmern. Stattdessen entschlossen wir uns dazu, zunächst an der Begrüßung seiner Ängste zu arbeiten und erst ein paar Wochen später, wenn er bereit dazu war, mit der Verkürzung seiner Bettaufenthalte anzufangen.

Wir entschieden uns für eine Schlafdauer von acht Stunden – der übliche Durchschnitt. Die Entscheidung basierte auf der Tatsache, dass er als Teenager zehn bis elf Stunden geschlafen hatte und dass er jetzt in den Vierzigern nicht mehr so viel brauchen würde. Sein Bruder und seine Schwester kamen ebenfalls mit acht Stunden Schlaf pro Nacht aus, und so nahmen wir an, dass dieses Maß auch für ihn das richtige sein würde.

Als es darum ging, wann er schlafen sollte, wählten wir zwischen 23 und 7 Uhr. Er entschied sich für 23 Uhr, da er auch sonst normalerweise zu diesem Zeitpunkt einschlief. Das hieß also, dass er um 7 Uhr aufstehen würde, was ihm gefiel, da er so die Möglichkeit hatte, vor der Arbeit noch ein wenig Sport zu treiben, was er schon lange nicht mehr hatte tun können.

Die erste Woche, so erzählte er, war ihm äußerst schwergefallen, da erwartungsgemäß jede Menge unerwünschter Gedanken und Empfindungen zutage traten, von dem unwiderstehlichen Bedürfnis, das Bett zu verlassen, ganz zu schweigen. Doch statt sich von diesen Gedanken und Bedürfnissen die Richtung vorgeben zu lassen, hieß er sie willkommen und setzte die Durchführung seines Plans fort. Nachdem er an seinem neuen Zeitplan einen Monat lang festgehalten hatte, berichtete er, dass er nun innerhalb von dreißig Minuten einschlief – etwas, was ihm seit Jahren nicht gelungen war!

Wann soll ich schlafen?

Ihre innere Uhr ist ein Geschöpf der Gewohnheit, was erklärt, warum eine fortgesetzte Veränderung Ihrer Schlafenszeit Ihren schlechten Schlaf noch verstärkt. Die häufigsten Ursachen dafür, dass sich bei Personen mit Schlafstörungen die innere Uhr verstellt, sind ihre unregelmäßigen Schlafens- und Aufstehzeiten und ihr Schlafen während des Tages. Wer morgens spät aufsteht, stellt jedes Mal seine innere Uhr um und bringt den Zyklus für die kommende Nacht durcheinander. Damit haben wir wieder eine Erklärung dafür, warum die Nacht von Sonntag auf Montag von so vielen so oft als die schlimmste beschrieben wird – weil ihrer inneren Uhr eine spätere Zubettgehzeit eingegeben wurde.

SCHLAF-FAKTEN

Die Fähigkeit Ihrer Augen, eine Veränderung der Helligkeit wahrzunehmen, ist der Mechanismus, an dem sich Ihre innere Uhr vorrangig orientiert. Das bedeutet, sobald es dunkelt, wird Ihr Gehirn aufgefordert, das Hormon Melatonin auszuschütten, das Ihre Schläfrigkeit verursacht. Geht jedoch die Sonne auf, dann beendet das zunehmende Licht die Melatoninproduktion und ersetzt sie durch die Herstellung des die Wachheit fördernden Hormons Cortisol, um Sie damit auf den vor Ihnen liegenden Tag vorzubereiten.

Da Sonnenlicht dazu dient, die innere Uhr immer wieder neu zu justieren, ist es ein natürliches Hilfsmittel bei der Überwindung bestimmter Schlafstörungen. Wenn Sie beispielsweise jeden Morgen einen dreißigminütigen Spaziergang machen und dabei das Sonnenlicht auch auf Ihre Haut fallen lassen, dann ist dies hilfreich, um Ihre innere Uhr auf die richtige Zeit abzustimmen und die Qualität Ihres Nachtschlafs zu verbessern. Das gilt vor allem dann, wenn Sie im Schichtdienst arbeiten oder unter Jetlag leiden.

Die Tageszeit, zu der Sie sich beim Spaziergang dem Sonnenlicht aussetzen, spielt ebenfalls eine Rolle; morgens ist ideal, wenn Sie Mühe mit dem Aufstehen haben, und abends ist besser, wenn Sie mit sich kämpfen müssen, um noch länger wach zu bleiben. In den Wintermonaten, in denen man sich ja nicht so viel im Freien aufhält, kann eine Lichtbox aus der Lichttherapie, die das Sonnenlicht imitiert, hilfreich sein.

Ihre Schlafzeit wählen

Nun, da Sie wissen, wie viel Schlaf Sie brauchen, sollten Sie eine gewisse Routine im Hinblick auf Ihre Zubettgehzeit aufbauen:

Regelmäßigkeit. Wählen Sie Schlafenszeiten, an die Sie sich auch am Wochenende halten können. Je häufiger Sie die immer gleichen, regelmäßigen Schlafbotschaften senden, umso mehr festigt sich Ihre innere Uhr.

Flexibilität. Seien Sie flexibel im Umgang mit Ihren Schlafenszeiten, und lassen Sie eine Abweichung von bis zu dreißig Minuten zu. Dieser Rat scheint im Widerspruch zum vorhergehenden zu stehen, doch wer normal schläft, der sorgt immer für eine Pufferzone. Wenn Sie sich Flexibilität versagen, dann riskieren Sie Frustration und Ängste im Zusammenhang mit dem Schlafen und damit noch mehr Schlaflosigkeit. Bestandteil dieser Flexibilität ist auch ein gelegentliches frühes Zubettgehen, wenn Sie beispielsweise morgens einen Flug erwischen müssen, oder ein spätes, wenn Sie einen Abend mit Freunden verbringen wollen.

Kompatibilität. Achten Sie darauf, dass Ihre gewählten Schlafenszeiten zu Ihrem Leben passen. Beispielsweise kann eine Aufstehzeit von 8 Uhr nicht funktionieren, wenn Sie es sind, der die Kinder für die Schule fertig macht. Das kommt einem offensichtlich vor, doch wenn man unter Schlafmangel leidet, dann kann es leicht geschehen, dass man sich eine unrealistische Schlafroutine ausdenkt.

Hören Sie auf Ihren Körper. Ihre Schlafenszeiten stehen unter dem Einfluss Ihrer Genetik, das heißt, Sie könnten vom Typ her eine Nachteule oder eine Lerche sein. Darauf sollten Sie Rücksicht nehmen, denn es hat wenig Sinn, um 22 Uhr zu Bett gehen zu wollen, wenn Sie sich seit jeher erst um Mitternacht schläfrig fühlen.

Stehen Sie rechtzeitig auf. Wenn Sie abends einmal später ins Bett gegangen sind, weil Sie zum Beispiel noch mit Freunden verabredet waren, dann können Sie Ihrer inneren Uhr Verwirrung ersparen, indem Sie trotzdem zur gewohnten Zeit aufstehen. Das mag sich für Sie vollkommen verrückt anhören, doch auf diese Weise verhindern Sie, dass sich Ihre innere Uhr verstellt, und das Einschlafen wird Ihnen am nächsten Abend leichter fallen. Wenn es Ihnen morgens schwerfällt, wach zu werden, dann schaffen Sie sich eine Routine, so nehmen Sie dem Unangenehmen die Spitze. Stellen Sie den Wecker aus, springen Sie direkt unter die Dusche, schlüpfen Sie in die bereitgelegte Kleidung und setzen Sie sich an den vorbereiteten Frühstückstisch.

Wie werde ich ein normaler Schläfer?

Wenn ich behaupte, dass gute Schläfer nichts tun, dann meine ich damit, dass sie nichts tun, um ihren Schlaf bewusst unter Kontrolle zu halten. Es ist nicht möglich, Kontrolle über den Schlaf zu erlangen oder über die Tatsache, dass Ihr Gehirn es gelernt hat, Sie in der Nacht wach zu halten oder Sie bei dem Gedanken, nicht schlafen zu können, mit Angst zu erfüllen. Ihr Ziel, in Zukunft wieder ein guter Schläfer zu werden, können Sie aber dennoch erreichen, indem Sie Ihr Verhalten gegenüber Ihrer Schlaflosigkeit steuern. Wenn Sie normal schlafen wollen, dann müssen Sie anfangen, sich wie ein normaler Schläfer zu verhalten.

Normale Schläfer gestalten ihr Leben auf eine hilfreich unbeabsichtigte Weise so, dass guter Schlaf möglich ist. Zusammenfassend kann man ihr Handeln so beschreiben, dass sie nichts tun, um zu schlafen, und deshalb gut schlafen.

Um Sie ans Ziel zu bringen, habe ich die vierundzwanzig Stunden des Tages in fünf Abschnitte unterteilt: «Abend», «Runterkommen», «Nacht», «In die Gänge kommen» und «Tag». Ich werde Ihnen zeigen, was normale Schläfer in diesen Abschnitten auf dem Weg zu gutem Schlaf absichtslos tun. Als Bestandteil des natürlichen Entschleunigungsprozesses am Abend mindern normale Schläfer ihre Aktivität. Auch Sie können sich kleine Tricks aneignen, die es Ihnen gestatten, abends langsamer zu werden und vor dem Zubettgehen runterzukommen. Sie können lernen, sobald Sie im Bett sind, in einem Zustand stiller Wachheit zu bleiben, der es Ihnen gestattet, Ihre kostbare Energie für den nächsten Tag aufzusparen, und in Ihrem Gehirn die hilfreiche Assoziation festigt, dass die Nacht mit Schlaf und Ruhe zu tun hat. Außerdem will ich Ihnen beibringen, wie Sie neben Ihrem Partner schlafen und sich von den Ängsten befreien können, die häufig mit einem gemeinsamen Bett einhergehen. Und schließlich sollen Sie erfahren, wie Sie morgens in Gang kommen und Ihrem Gehirn mitteilen, dass der Tag begonnen hat, und lernen, wie Sie jedes unerwünschte Ringen entschärfen, Ihren Weg durch den Tag schaffen und Ihre extreme Müdigkeit überstehen.

Abend

Ihr Abend dauert von ca. 17 Uhr bis Sie beginnen, für die Nacht runterzukommen. Traditionell wird der Abend nach einem langen Arbeitstag als eine Zeit des «Ruhens und Verdauens» betrachtet und dient in dieser Form als Vorbereitung auf den Schlaf. Bevor es Straßenbeleuchtung gab, blieb den Menschen nichts anderes übrig, als es in dieser Zeit langsamer angehen zu lassen, und sie waren besser eingestimmt auf den natürlichen Zyklus von hell und dunkel. Der Vorteil an diesem Muster ist, dass das Gehirn den Abend mit Entschleunigung, Ausruhen und schließlich Schlafen zu assoziieren lernt.

Seit uns künstliche Beleuchtung zur Verfügung steht, haben wir die Möglichkeit, unsere ursprünglich dem Tag vorbehaltenen Aktivitäten weit in die Nacht hinein auszudehnen. In der Folge befinden sich nun Ausruhen und Müdigkeit im Wettkampf mit anderen, viel stimulierenderen Aktivitäten, und die Mitteilung an unser Gehirn hat sich verändert oder ist zumindest verwirrender geworden.

Für viele von uns verwischt der Unterschied zwischen dem Aktivitätsniveau am Tag und am Abend, häufig auf Kosten des Schlafes. Dummerweise ist es leicht, im Aktivitätsmodus zu verharren, da berufliche Verpflichtungen, Fernsehen, Facebook oder die Recherche im Internet dafür sorgen, dass unser Gehirn wach bleibt. Die Herausforderung besteht also darin, sich eine Abendroutine anzugewöhnen, die Ihnen all diese Tätigkeiten gestattet (also das von Ihnen gewünschte Leben zu führen) und Ihnen trotzdem die Zeit lässt, richtig runterzukommen und dem Schlaf Priorität einzuräumen.

Was normale Schläfer abends tun

In dieser Phase der Vorbereitung auf das eigentliche Runterkommen vor dem Zubettgehen wollen Sie im Idealfall eine langsame Abnahme der Stimulierung Ihres Gehirns erreichen. Zu diesem Zweck ist es sinnvoll, grobe Zeitgrenzen festzusetzen. Zum Beispiel könnte es sein, dass Sie um 17 Uhr von der Arbeit kommen, die Kinder von der Schule abholen oder ein bisschen Sport treiben. Um 19 Uhr nehmen Sie vielleicht Ihr Abendbrot ein. Dann erledigen Sie ein paar Haushaltspflichten, bringen die Kinder ins Bett oder arbeiten etwa eine Stunde lang Liegengebliebenes ab. Gegen 21 Uhr planen Sie eine Entspannungszeit ein, etwa ein Gespräch mit Ihrem Partner, ein bisschen Fernsehen, Radiohören, Internetrecherche und so weiter.

Diese Routine enthält nichts, was den Schlaf irgendwie besonders fördern würde, und genau darum geht es. Sie wissen ja, normale Schläfer tun nichts in Vorbereitung auf den Schlaf, sie verhalten sich lediglich so, dass sie dem Schlaf langsam entgegengehen, statt sich von ihm zu entfernen. Eine solche Abendroutine einzuführen, kann hilfreich sein, um besseren Schlaf herbeizuführen, da Ihr Gehirn den Abend neuerlich mit Abschalten zu assoziieren beginnt. Damit Ihr übriges Leben trotzdem nach Ihren Vorstellungen funktionieren kann, ist es wichtig, die Zeitgrenzen zwischen den Phasen flexibel zu halten. Denn gelegentlich werden Sie einen Abend mit Freunden verbringen oder irgendeine andere abendliche soziale oder kulturelle Möglichkeit nutzen wollen, und das soll auch so sein. Mit der einmal festgelegten Abendroutine dennoch flexibel und entspannt umzugehen, ist der Schlüssel, um wieder ein normaler Schläfer zu werden.

Und sobald Sie wieder halbwegs normal schlafen, werden Sie ohnehin vergessen, dass Sie sich irgendwann einmal einen Zeitplan für das abendliche Runterkommen ausgedacht haben. Es wird einfach und ganz natürlich geschehen.

Runterkommen

Ihr Runterkommen ist alles, was Sie dreißig bis fünfundvierzig Minuten lang tun, bevor Sie ins Bett gehen und das Licht ausknipsen. Es geht darum, das Niveau Ihrer Energie, Wachsamkeit und Aktivität sowie des Lichts noch unter das der Abendroutine herunterzufahren.

Dieser Zeitabschnitt hat den Zweck, Sie zu entspannen, folglich ist es sinnvoll, jegliche zusätzliche Stimulierung zu vermeiden. Wenn Sie Ihre Aktivität und Lichtstimulierung auf dem Tagesniveau aufrechterhalten, bis Sie ins Bett gehen, dann berauben Sie Ihr Gehirn seiner Fähigkeit, nachts abzuschalten. Aus diesem Grund stellen traditionelle Schlaftherapeuten Regeln auf, wie etwa, dass das Schlafzimmer ausschließlich zum Schlafen und für Sex genutzt werden darf. Sie argumentieren, dass so jegliche weiteren stimulierenden Aktivitäten aus dem Raum verbannt sind und die Wahrscheinlichkeit, nicht einschlafen zu können, sich verringert.

Zwar sorgen solche Regeln für eine stimulierungsfreie Umgebung, doch auf lange Sicht können sie nicht funktionieren, da niemand, der normal schläft, solche Regeln akzeptiert. Daher konzentriert sich die Sleep School darauf, auf jegliche Bemühung als Vorbereitung auf den Schlaf zu verzichten. Erst wenn Sie sich von allen Regeln und Ritualen befreien, finden Sie zu einem normalen abendlichen Runterkommen.

Was normale Schläfer zum Runterkommen tun

Nachfolgend die drei einfachen Schritte von normalen Schläfern in der Phase des Runterkommens:

- Jegliche stimulierenden Aktivitäten wie Fernsehen, Radio- oder Musikhören, Mails Schreiben, Telefonieren, Simsen und Computerspiele dreißig bis fünfundvierzig Minuten vor dem Zubettgehen beenden, wenn es nicht bereits geschehen ist
- Sich mit sanften, für das Tagesende geeigneten Aktivitäten beschäftigen, wie noch etwas Warmes trinken, den nächsten Tag vorbereiten, die Türen verriegeln, Zähneputzen und in die Nachtwäsche wechseln.
- Sich ins Bett legen und ein Buch oder Magazin lesen, mit Ihrem Partner reden und dann, in Vorbereitung auf den Schlaf, das Licht ausstellen.

Wie die Abendroutine erfolgt auch das Runterkommen nicht mit der Intention, den Schlaf zu fördern. Vielmehr respektiert es das Bedürfnis des Gehirns nach einer Mitteilung, dass der Schlaf auf dem Weg ist. Im besten Fall legen Sie Ihr Runterkommen mehr oder weniger jeden Abend auf ungefähr die gleiche Zeit.

In dieser Hinsicht ist es gerechtfertigt, das Runterkommen als eine Art Ritual zu bezeichnen, doch keines, auf das Sie angewiesen sind, um schlafen zu können. Alle Handlungen werden aus Gewohnheit vollzogen (zum Beispiel das Verriegeln der Türen) oder aus Freude (zum Beispiel die Einnahme des letzten Heißgetränks vor dem Schlafen) oder als Teil des natürlichen Übergangs hin zum Bett (zum Beispiel das Umziehen).

Das Runterkommen ist flexibel. Wenn Sie also ab und an mit Ihrer Familie vor dem Schlafen einen Film ansehen wollen, dann dürfen Sie das. In einem solchen Fall darf alles andere bis zum nächsten Morgen liegenbleiben, damit Sie hinterher rasch ins Bett kommen und das Licht löschen können. Es ist paradox, aber indem Sie darauf verzichten, sich eine eigens auf das Schlafen ausgerichtete Phase des Runterkommens einzurichten, befreien Sie sich von dem Druck, schlafen zu müssen, und erhöhen daher Ihre Chancen auf eine gute Nacht.

SCHLAF-FAKTEN

Einschlafzuckungen sind das Gefühl des Fallens, das uns erfasst, wenn wir gerade einzuschlafen beginnen, und können mit einem heftigen Zucken von Armen und/oder Beinen einhergehen. Man nimmt an, sie kommen zustande, weil das Gehirn die natürliche Entspannung der Muskulatur beim Einschlafen als Fallen interpretiert und Sie deshalb durch ein Zucken weckt, um das Gleichgewicht wiederherzustellen. Jeder Mensch bekommt es im Laufe seines Lebens mit Einschlafzuckungen zu tun, und sie sind vollkommen harmlos, wenn auch ein wenig lästig.

Unglücklicherweise nimmt ihre Zahl mit der Müdigkeit zu, und so kommen sich viele meiner Klienten vor, als steckten sie in einem Teufelskreis fest, in dem sie, nachdem sie endlich in den Schlaf gefunden haben, durch das Zucken ihres Körpers wieder herausgerissen werden. Es kann eine Herausforderung darstellen, sich da nicht zu ärgern und sich vor dem Zucken nicht zu fürchten. Aber natürlich geht es darum, die Einschlafzuckungen bewusst anzuerkennen und trotzdem einfach im Bett zu bleiben. Je spielerischer Sie damit umgehen können, desto besser. Sagen Sie beispielsweise: «Da sind ja meine lustigen Zuckungen wieder», wenn Sie davon überfallen werden.

Ein weiteres unangenehmes Vorkommnis beim Einschlafen, von dem viele meiner Klienten berichten, ist ein plötzlicher Adrenalinschub, der sie aufweckt. Viele empfinden ihn wie einen Blitzschlag, der sie unter Strom setzt, ihnen Angst macht, sie alarmiert und ihr Herz zum Rasen bringt. Man nimmt an, dass das Gehirn das Unvermögen, einzuschlafen, mit Gefahr assoziiert und deshalb Stresshormone ausschüttet, damit Sie sich dem Feind entgegenstellen und kämpfen oder aber sich in Sicherheit bringen. Für viele meiner Klienten gehörten solche Erscheinungen zu ihren Schlafängsten. Auch hier sollte die Reaktion sanft und spielerisch erfolgen, etwa mit den Worten: «Da ist ja mein Blitzstrahl!» Wenn man danach die Aufmerksamkeit wieder zurück aufs Bett lenkt, dann signalisiert man dem Gehirn am wirkungsvollsten, dass es keine Bedrohung gibt und dass der Schlaf ruhig kommen kann.

Nacht

Dieser Zeitabschnitt beginnt nach dem Runterkommen mit dem Löschen des Lichts und endet, wenn Sie am Morgen aus dem Bett aufstehen und den neuen Tag beginnen.

Was normale Schläfer in der Nacht tun

Wenn zu Beginn der Nacht das Licht gelöscht wird, dann schließt der normale Schläfer seine Augen, sucht sich eine bequeme Position und liegt so lange still, bis er eingeschlafen ist. Da das Gehirn vor dem Einschlafen zwischen Wachsamkeit und leichtem Schlaf hin- und herpendelt, ist dies eine Phase, in der das Bewusstsein zu- und abnimmt. Der Geist beschäftigt sich oberflächlich mit den Tagesereignissen oder lässt eine Sammlung von Bildern oder Erinnerungen an Ihr bisheriges Leben aufblitzen. Er flitzt planlos hin und her, zwischen inneren Gedanken über Sie und äußeren Gedanken über Ihre Umwelt.

Das Einschlafen ist folglich ein allmählicher Loslösungsprozess und weniger wie das plötzliche Umlegen eines Schalters. Aus diesem Grund berichten die Probanden von Schlaflabors, die aus leichtem Schlaf erwachen, dass sie kein Auge zugemacht haben, was natürlich so nicht stimmt. Die elektrische Aktivität des Gehirns in dieser Phase zeigt, dass es sich in leichtem Schlaf befindet, doch mit unserem Bewusstsein nehmen wir die Außenwelt hörend und fühlend noch mehrere Minuten lang wahr, nachdem wir eingeschlafen sind.

Das Auffallendste an einem normalen Schläfer ist seine Bereitschaft, sich in der Übergangsphase zum Schlafen zu entspannen und, noch wach, ruhig dazuliegen. Er versucht den Schlaf nicht zu erzwingen, sondern überlässt sich ihm in dem Wissen, dass er, auch wenn er nicht schläft, die Ruhe bekommt, die er braucht.

Vielleicht haben Sie die letzten Sätze gelesen und bei sich gedacht, dass sie sich entweder phantastisch oder unmöglich oder nach beidem zugleich anhören! Im Augenblick scheint Ihnen die obige Beschreibung sehr weit von Ihrer Wirklichkeit entfernt zu sein, aber das wird sich ändern. Dieses Programm hilft Ihnen, sich auf eine Weise zu verhalten, die es Ihnen gestattet, sich in der Übergangsphase zum Schlafen zu entspannen, Ihre Energie zu sparen und letztlich ein normaler Schläfer zu werden.

Das olympische Podest der nächtlichen Aktivitäten

Es folgt ein höchst wirkungsvolles Konzept, das ich auch in der Sleep School verwende. Die Illustration zeigt drei Medaillenpositionen, mit denen verschiedene nächtliche Verhaltensweisen gekennzeichnet sind. Ihr Verhalten entscheidet darüber, in welche Kategorie Sie gegenwärtig auf dem Siegertreppchen fallen.

Goldmedaille

Die Goldmedaille bekommen Sie, wenn Sie im Bett liegen und schlafen, denn auf diese Weise sparen Sie die meiste Energie und

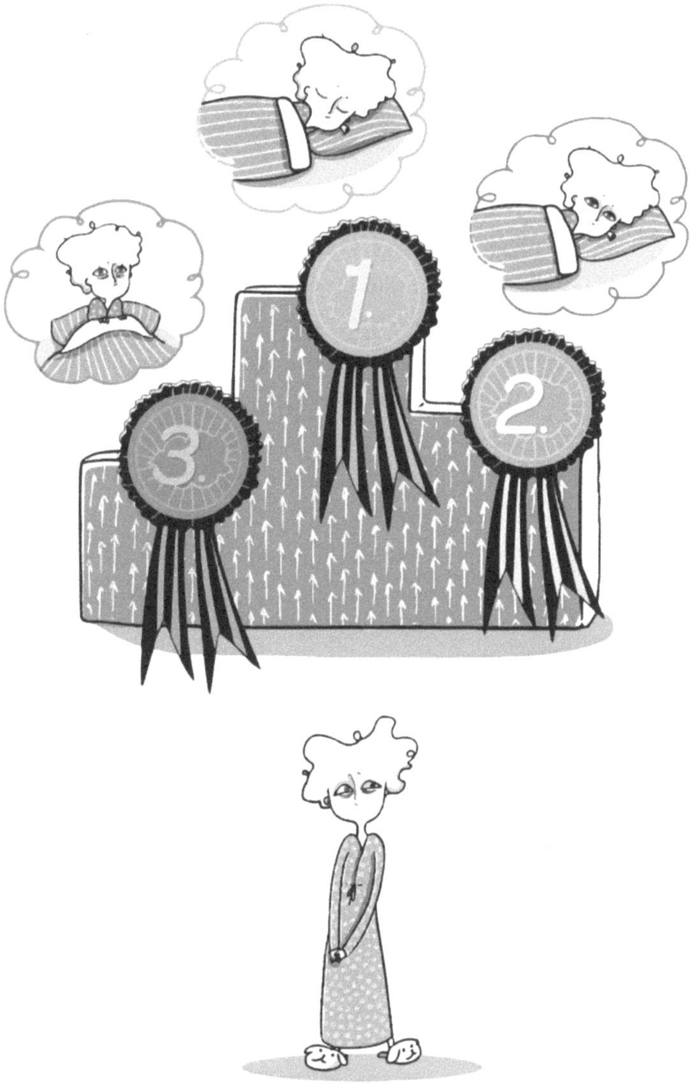

Das Siegertreppchen des Schlafens

ruhen sich aus. Falls Sie in einer Beziehung leben, dann belohnt die Medaille außerdem Ihre Fähigkeit, das Bett mit Ihrem Partner zu teilen.

Silbermedaille

Die Silbermedaille wird vergeben, wenn Sie mit geschlossenen Augen in einem Zustand stillen Wachens im Bett liegen und auf den Schlaf warten. Wenn Ihnen das gelingt, dann befinden Sie sich in der Übergangsphase zum Schlafen, und wenn Sie dabei ruhig bleiben können, dann sind Sie auf dem Weg zur Goldmedaille schon weit vorangekommen.

Auf der mittleren Stufe des Treppchens akzeptieren Sie die Tatsache, dass Sie wach sind, und sind außerdem bereit, alle Ihre unerwünschten Gedanken, Erinnerungen, Bilder und Empfindungen, die in Ihrem Geist und Körper von Moment zu Moment auftauchen, zu «beobachten» und zu «begrüßen». Sie nehmen die Position des gewogenen Zuschauers ein, der über Ihre innere Welt wacht, ohne sie zu kommentieren oder über sie zu urteilen.

In dieser Position fokussieren Sie Ihre Energie auf den Vorteil, im Bett zu sein und auszuruhen. Ausruhen ist die Rettungsleine des Schlaflosen, denn so spart er wertvolle Energie für den bevorstehenden Tag, damit er wieder das Leben führen kann, das er führen will. Sie haben erkannt, dass eine akzeptierende und entspannte Haltung zum Nachtswachliegen paradoxerweise der Schlüssel zum Schlaf ist. Wenn Sie sich von der Vorstellung verabschieden können, unbedingt schlafen zu müssen, dann haben Sie die Hindernisse, die zwischen Ihnen und Ihrem Schlaf stehen, aus dem Weg geräumt.

Diese Phase erreicht zu haben, bedeutet nicht zwangsläufig zu schlafen. Da Sie aber immer wieder auf diese hilfreiche Art und Weise reagieren, bestätigen Sie Ihrem Gehirn, dass die Nacht zum Schlafen und Ausruhen da ist. Mit der Zeit schaffen Sie damit den Freiraum, in den hinein natürlicher Schlaf sich entfalten kann.

Es ist sehr wichtig, dass Sie auf diese Weise alle wenig hilfreichen Schlafassoziationen auflösen, die sich in den früheren vom Ringen um Schlaf gekennzeichneten Nächten gebildet haben. Als Schläfer schlagen Sie nun ein neues Kapitel auf.

Bronzemedaille

Sie erhält man ebenfalls dafür, dass man wach im Bett liegt, doch ist hier die Akzeptanz noch nicht sehr stark und durchsetzt von Kampfanwandlungen, Ängsten, Frustration und Resignation. Sie sind noch nicht bereit, Ihr Wachsein zu akzeptieren, und gestatten es jeglichen aufkommenden Gedanken und Empfindungen, Ihre Schlaflosigkeit zu unterstützen. Wenn Sie sich wenig hilfreicher Bewältigungsstrategien bedienen, um den Schlaf herbeizuholen, dann erhöhen Sie ungewollt das Stimulationsniveau Ihres Gehirns und entfernen sich von der Übergangsphase zum Schlafen.

Auf dieser Position und auf der ohne Medaillen wird es in der Regel vermieden, das Bett mit dem Partner zu teilen, und dem Sofa oder dem Gästezimmer der Vorzug gegeben. Wer diesem Verhalten keinen Riegel vorschiebt, der verstärkt die wenig hilfreiche Assoziation des Gehirns, dass die Nacht etwas mit Wachsein und Kämpfen zu tun hat, und läuft Gefahr, von ihm Nacht für Nacht wach gehalten oder aufgeweckt zu werden.

Keine Medaille

Auf dieser Position befinden sich Personen, die nachts aus dem Bett aufstehen und irgendwelchen Aktivitäten nachgehen, um ihr Wachsein sowie ihre mit der Schlaflosigkeit in Zusammenhang stehenden Gedanken und Empfindungen nicht aushalten zu müssen. Auf dem Rang unterhalb der Medaillen wird am wenigsten sparsam mit Energie umgegangen und am meisten stimuliert, und dass man sich nicht im Bett aufhält, zeigt, wie endlos weit entfernt man vom Schlafen ist.

Der Weg hinauf auf das Siegertreppchen

Die meisten, die mit diesem Programm anfangen, befinden sich in der Bronzemedaillenregion oder darunter, doch sie lernen rasch, wie sie hinauf auf die Silber- oder Goldmedaillenebenen gelangen können. Inzwischen haben Sie herausgefunden, welcher Medaille Sie am nächsten sind, und wissen, was Sie erreichen wollen, doch der Schlüssel ist Ihre Bereitschaft, die Mühen des Aufstiegs auf sich zu nehmen. Nachfolgend beschreibe ich einige der Hürden, denen man sich gewöhnlich auf dem Weg aufs Podium stellen muss, und ein paar nützliche Tipps, die Ihnen helfen, Ihr Ziel zu erreichen.

Wach im Bett liegen

Es hilft Ihnen außerordentlich, wenn Sie nächtliche Wachphasen als Chance betrachten, um Ihre Schlaflosigkeit kennenzulernen. Wenn Ihnen dies gelingt, dann nutzen Sie solche Phasen als Zeit der Ruhe und Stille und als Gelegenheit, um alle die Anregungen, die Sie hier bereits bekommen haben, in die Tat umzusetzen und auszuprobieren. Falls Sie vergessen haben, wie Sie Ihre Schlaflosigkeit achtsam beobachten können, dann blättern Sie zurück zu «Übung: Achtsame Wahrnehmung bei Nacht», die ich Ihnen in der zweiten Woche vorgestellt habe. Denken Sie daran, dass dieses Beobachten weder dem Herbeiführen von Schlaf dient noch der Ablenkung von der Tatsache, dass Sie nicht schlafen. Vielmehr befinden Sie sich auf einer Ebene des wachen Bewusstseins, die Sie auf die Übergangsphase zum Schlafen vorbereitet.

Wenn Sie im Bett bleiben, obwohl Sie wach sind, dann werden Sie überrascht sein, wie viel Energie Sie am nächsten Tag haben. Obwohl sie zunächst gar nicht besser schlafen, berichten viele meiner Klienten, dass ihnen durch den Verzicht aufs Kämpfen und die Konzentration aufs Ausruhen am Folgetag mehr Energie zur Verfügung steht. Die Wirkung dieser Energieeinsparung kann überzeugend sein, weil der Klient am Tag wieder ein normales Leben führen kann und deshalb nachts weniger mit dem Schlafen kämpfen muss – eine gute Möglichkeit, dem Teufelskreis der Schlaflosigkeit, wie er in Woche 1 beschrieben wurde, zu entkommen.

Im Bett bleiben

Wenn Sie bisher, um Ihre Schlaflosigkeit zu ertragen, für gewöhnlich mitten in der Nacht das Bett verlassen haben, dann kann es sich wie eine Zumutung anfühlen, jetzt dortzubleiben. Falls es Ihnen so geht, dann hilft es Ihnen vielleicht, wenn Sie das Erreichen des Ziels in Etappen anstreben, denn es hat keinen Sinn, starr vor Angst im Bett zu liegen. Denken Sie daran, Sie wollen langsam Ihre Bereitschaft steigern, ruhiges Wachen zu erleben, damit Sie wie ein normaler Schläfer mühelos die Übergangsphase zum Schlafen erreichen.

Eine hilfreiche Zwischenetappe ist es, wenn Sie ein paar Minuten lang auf der Bettkante sitzen bleiben. So erzeugen Sie einen kleinen Abstand zwischen sich und dem Bett und erhalten zugleich trotzdem die Möglichkeit, einen Blick auf das zu werfen, was immer Ihnen unbehaglich ist. Damit haben Sie die Gelegenheit, Ihre Achtsamkeitsübungen auszuprobieren und ebenso urteilsfrei wie objektiv auf Ihre Gedanken und Empfindungen zu blicken. Wenn Sie sich dieser Situation häufiger aussetzen, dann müssen Sie das Bett bei Schlaflosigkeit bald schon gar nicht mehr verlassen und dürfen auf dem Siegertreppchen eine Stufe emporsteigen. Falls Sie das Schlafzimmer aber doch unbedingt verlassen müssen, dann tun Sie es so kurz wie möglich und verzichten Sie auf alles, was Sie stimulieren könnte.

Anfangs kann es hilfreich sein, sich vorzunehmen, wie lange man es jede Nacht mit der Schlaflosigkeit im Bett aushalten will, bevor man die Flucht ergreift. Versuchen Sie, die Zeit außerhalb des Bettes und auch die Zahl der Ausflüge in andere Räume langsam zu reduzieren. Klienten, die diesen Rat befolgten, stellten recht bald fest, dass sie die Zeit im Bett rasch verlängern konnten und dafür am Tag mit größerer Energie belohnt wurden.

Wenn ich Ihnen rate, im Bett zu bleiben, dann bedeutet das nicht, dass Sie auf den Toilettengang verzichten müssen – einmal pro Nacht ist vollkommen natürlich. Doch falls Ihre Abneigung gegen Ihr Schlafzimmer wie bei einigen meiner Klienten durch wiederholte Badezimmerbesuche gekennzeichnet ist, dann ist es an der Zeit, diese Angewohnheit an die Kandare zu nehmen.

SCHLAF-FAKTEN

Viele traditionelle Schlaftherapeuten bedienen sich im Kampf gegen die Schlaflosigkeit ihrer Klienten einer Technik, die sie als die «Viertelstundenregel» bezeichnen. Mit ihrer Hilfe wird angestrebt, die Zeit, in der man im Bett liegend mit der Schlaflosigkeit ringt, möglichst zu reduzieren, damit sich keine unguten Assoziationen mit dem Schlafen ausbilden können. Die Regel verlangt vom Klienten aufzustehen, in einen anderen Raum zu gehen, um dort etwas Ruhiges und Entspannendes zu tun wie etwa ein langweiliges Buch zu lesen, wenn er mehr als eine Viertelstunde im Bett wach lag. Dahinter steht die Vorstellung, dass man aufkommende Ängste beruhigen und Schläfrigkeit fördern kann, wenn man aufsteht und sich ablenkt. Wenn man danach ins Bett zurückkehrt, soll man rasch einschlafen.

Zwar mag diese Technik bei einigen durchaus gute Ergebnisse zeigen, doch bleibt anzuzweifeln, ob man mit der Flucht aus dem Schlafzimmer eine auf lange Sicht ausgerichtete gute Beziehung zum Schlafen aufbauen kann. Wenn es darum geht, die Dauer des Ringens zu reduzieren, dann sollte das Augenmerk doch eher auf den Gründen für dieses Ringen liegen als auf der besten Methode, es zu vermeiden. Eine kurzfristige Lösung mag so zwar gelingen, doch auf lange Sicht können Sie Ihre Ängste auf diesem Weg nicht überwinden.

Bei manchen Personen, die diese Herangehensweise ausprobiert haben, hat sich die wenig hilfreiche Assoziation gebildet, dass die Nacht etwas mit Aufstehen und Aktivsein zu tun hat. In vielen solcher Fälle ist die Flucht aus dem Bett zugleich die Flucht vor den unangenehmen Gefühlen, die mit der Schlaflosigkeit einhergehen. Doch viele Klienten berichten, dass die unerwünschten Gedanken und unangenehmen Gefühle bei ihrer Rückkehr ins Bett schon auf sie warten, und fragen sich entsprechend hilflos, was sie denn mit ihnen anstellen sollen, wenn eine einfache Flucht nichts bringt.

Eine weitere Schwierigkeit im Zusammenhang mit dieser Technik ist ihre Durchführung bei den Klienten, die lieber im Bett bleiben wollen. Dass sie, wenn sie wach sind, aufstehen müssen, empfinden sie als äußerst einfallslos; ihre Ängste können noch weiter zunehmen und den Schlaf in noch größere Ferne rücken.

Normale Schläfer stehen nicht aus dem Bett auf, nur weil sie gerade nicht schlafen können, und Sie sollten das auch nicht tun. Es ist sinnvoller, Ihre Bereitschaft zu fördern, mit allen Ihren Ängsten im Bett zu bleiben, statt auf der Flucht vor ihnen nachts durch das Haus zu geistern. Ich bin der festen Überzeugung, dass Sie vor allem dann eine hilfreiche Beziehung zu Ihrem Schlaf aufbauen können, wenn Sie langsam lernen, im Bett mit Ihren Ängsten auszuharren, statt sich außerhalb des Bettes vor ihnen zu drücken. Sobald Sie es aushalten und damit zufrieden sind, wach im Bett zu liegen, ist der Schlaf für Sie schon in greifbare Nähe gerückt – verbunden mit dem zusätzlichen Vorteil, dass Sie Ihre wertvolle Energie für den Folgetag aufgespart haben.

FALLGESCHICHTE: Fortsetzung

Ein weiteres Problem war für John seine Angewohnheit, das Bett zu verlassen, wenn er nicht schlafen konnte, in die untere Etage zu gehen und dort etwas Langweiliges zu tun. Ein anderer Schlafspezialist hatte ihm zu dieser Vorgehensweise geraten, und er behielt sie bei, weil sie ihm half, seine nächtlichen Ängste zu mindern, und ihm außerdem die Langeweile ersparte, die er empfand, wenn er die halbe Nacht wach im Bett lag. Unglücklicherweise hatte die Angewohnheit letztlich seinen Schlaf nicht verbessert, und er hatte vielmehr das Gefühl, als sei sein Körper nun darauf geeicht, ihn aufzuwecken, damit er sich irgendwie beschäftigte! Ich erklärte ihm, nächtliches Aufstehen könne zwar kurzfristig die Konfrontation mit unerwünschten Emotionen aussetzen, doch auf lange Sicht fördere es eher die Schlaflosigkeit.

Alles wurde für John anders, als er lernte, seine Ängste willkommen zu heißen, denn nun hatte er nicht mehr das Bedürfnis, aufzustehen und sich abzulenken. Stattdessen genoss er die Bequemlichkeit seines Bettes und profitierte davon, dass er sich einfach ausruhen durfte. Und da er nun keine Furcht mehr davor hatte, im Bett liegen zu bleiben, stellte er bald fest, dass er, wie alle anderen guten Schläfer, wenige Minuten nach dem Aufwachen auch wieder einschlief.

Ständiges Auf-die-Uhr-Sehen

Für alle, die nachts im Bett wach liegen, ist das ständige Auf-die-Uhr-Sehen und Ausrechnen, wie viel Zeit zum Schlafen noch übrig ist, ein weitverbreitetes Problem. Es lässt sich leicht beheben, indem man die Uhr aus dem Blickfeld entfernt und so unerwünschtem Nachsehen und zusätzlichen Ängsten vorbeugt. Da jedoch Ihr Problem nicht die Uhr, sondern Ihre Reaktion auf die Zeit ist, kann die Vermeidung keine langfristige Lösung sein, auch wenn sie als ein erster Schritt hilfreich ist. Tatsächlich geht es darum, dass Sie Ihre Beziehung zur Zeit verändern. Wenn ein normaler Schläfer morgens um 3 Uhr aufwacht und in dem Wissen, dass er um 6 Uhr aufstehen muss, um rechtzeitig bei der Arbeit zu sein, auf die Uhr sieht, dann freut er sich, dass er noch drei Stunden im Bett bleiben darf, und schläft wieder ein. Wer unter Schlafstörungen leidet, macht sich in der gleichen Situation Sorgen, dass ihm nur noch drei Stunden bleiben, bevor er aufstehen muss, und prompt bleibt er wach. Sobald Sie in der Lage sind, sorgenvolle Gedanken erst wahrzunehmen und dann ziehen zu lassen, und sich in Woche 2 und 3 die Bereitschaft erarbeitet haben, sich unerwünschten Emotionen zu stellen, werden Sie nicht mehr das Bedürfnis haben, ständig auf die Uhr zu sehen.

Das Bett teilen

Die meisten Schlaftherapeuten raten dazu, in ein anderes Zimmer zu ziehen. Ich bin absolut anderer Meinung, weil ein gemeinsames Bett ein Gefühl von Liebe, Geborgenheit und sogar von Sicherheit im Schlafzimmer schafft; aber leider bringt das gemeinsame Bett auch nächtliche Störungen in Form von unerwünschten Geräuschen, Bewegungen sowie unterschiedlichen Zubettgehzeiten und Temperaturanforderungen mit sich. Derartige Störungen können die Quelle großer Schlafzimmerängste und von durchwachten Nächten sein. Entweder die Klienten machen sich Sorgen, wie sehr sie den Schlaf des Partners durch ihre ständigen Bewegungen stören, oder darüber, ob der Partner sie wach hält. Manche Klienten haben so große Angst davor, das Schlafzimmer teilen zu müssen, dass es sie davon abhält, überhaupt erst eine Beziehung einzugehen.

Ihr Verstand kennt für dieses Problem eine einfache Lösung: Entweder Sie oder Ihr Partner zieht aus und schläft auf dem Sofa oder im Gästezimmer. Zunächst gibt Ihnen diese Veränderung das Gefühl, die Kontrolle über Ihre Schlafumgebung gewonnen zu haben, und möglicherweise schlafen Sie erst einmal besser. Doch wenn Sie aus dieser Lösung eine Gewohnheit machen, kann es sein, dass Ihre Ängste im Hinblick auf ein gemeinsames Bett noch zunehmen und Sie langfristig schlechter schlafen. Für viele meiner Klienten ist es ein Grundbedürfnis, ihr Bett mit einem geliebten Menschen zu teilen. Daher helfe ich ihnen für gewöhnlich mit einem Großteil meiner Zeit, sich diese Freiheit zurückzuerobern.

Falls Sie viele Jahre lang getrennt von Ihrem Partner geschlafen haben, kann die Vorstellung, zurück in ein gemeinsames Bett zu ziehen, angsteinflößend sein. Vermutlich wollen viele

Ihrer wenig hilfreichen Gedanken und Empfindungen mit von der Partie sein (wir haben in Woche 3 darüber gesprochen). Letztlich ist es auch hier Ihre Bereitschaft, Ihr Bett mit diesen unerwünschten Ankömmlingen zu teilen, die darüber entscheidet, ob Sie gemeinsam oder getrennt schlafen.

Sie haben die Möglichkeit, Ihre Rückkehr ins gemeinsame Bett langsam und verteilt über mehrere Wochen anzugehen, indem Sie die Zahl der gemeinsam verbrachten Nächte nach und nach erhöhen. Wenn es Ihnen zu viel erscheint, die ganze Nacht im gleichen Bett zu verbringen, dann möchten Sie vielleicht mit einer halben oder einer Stunde pro Nacht beginnen und die Dauer dann langsam erhöhen.

Mit Hilfe der Achtsamkeitsübungen und der Begrüßungstechniken, mit denen wir uns in Woche 2 und 3 beschäftigt haben, können Sie Ihre Bereitschaft, all die aufkommenden Gedanken, Emotionen und Körperempfindungen zu ertragen, langsam steigern und zu der Erkenntnis gelangen, dass sie zwar nicht angenehm sind, Ihnen aber auch keinen wirklichen Schaden zufügen können.

Vielleicht haben Sie Verpflichtungen und Lebensumstände, die Sie zu der Schlussfolgerung veranlassen, dass jetzt für solche Veränderungen nicht der richtige Zeitpunkt ist. Sie haben recht, es wird immer Lebensphasen geben, die besser geeignet sind, doch den perfekten Zeitpunkt wird es nie geben, und auf ihn zu warten, bedeutet nur, das Unvermeidliche weiter hinauszuzögern. Wählen Sie ein Datum, um anzufangen, bleiben Sie dabei und seien Sie flexibel genug, um entsprechend Ihrer Lebensumstände Anpassungen vorzunehmen.

Falls Sie schon Schwierigkeiten haben, alleine zu schlafen, dann möchten Sie vielleicht erst dieses Problem angehen, bevor

Sie sich mit dem Schlafen in einem gemeinsamen Bett befassen. Dies mag Ihnen vernünftig erscheinen, da es die Aufgabe in einem überschaubaren Rahmen hält. Doch es kann dazu führen, dass Schlaflose zwar wieder lernen, alleine gut zu schlafen, aber nie den letzten Schritt zurück ins Ehebett schaffen, weil sie die Möglichkeit fürchten, dann wieder schlecht zu schlafen. Daher ist es oft sinnvoller, das Schlafenlernen und das gemeinsame Schlafen gleichzeitig anzugehen. Bei beiden kommen dieselben Techniken zur Anwendung, und Sie haben es langfristig leichter. Beziehen Sie Ihren Partner mit ein. Dann fühlt er sich nicht ausgeschlossen und kann Ihnen noch dazu mitten in der Nacht die dringend benötigte Unterstützung bieten.

FALLGESCHICHTE: Fortsetzung

John beschrieb seinen Auszug ins Gästezimmer als sinnvollen Bewältigungsmechanismus, da er sich so keine Sorgen mehr zu machen brauchte, ob seine Frau ihn mit ihren Bewegungen und Schnarchen stören würde. Außerdem musste er sich nicht mehr mit der Welle aus Neid, Wut und Einsamkeit beschäftigen, die ihn überkam, wenn er sah, dass sie ihren Kopf nur auf das Kissen zu legen brauchte, um sofort einzuschlafen. Zwar hatte sich die Qualität seines Schlafs zunächst verbessert, doch mit der Zeit schlief er alleine ebenso schlecht wie zu zweit, und die Vorstellung, jemals wieder das Bett teilen zu müssen, erfüllte ihn mit Angst und Schrecken. Das führte dazu, dass seine Frau und er nur noch dann woanders übernachteten, wenn sie sicher sein konnten, dass jeder sein eigenes Schlafzimmer haben würde.

Da John das gemeinsame Bett mit seiner Frau viel bedeutete, entwickelten wir einen Plan, um den alten Zustand wiederherzustellen. Als Erstes schrieb er alle unerwünschten Gedanken auf, die sich vermutlich einstellen würden, sobald er das Bett wieder mit ihr teilte. Zum Beispiel: «Ich kann es nicht glauben, dass sie schon eingeschlafen ist», oder: «Bestimmt fängt sie gleich an zu schnarchen.» Dazu notierte er seine zu erwartende emotionale Reaktion wie die Welle aus Angst und Adrenalin, die seinen Körper erfassen würde. Ich machte ihm klar, dass er zwar keine Möglichkeit habe, solche Ereignisse zu unterbinden, doch könne er lernen, auf eine hilfreichere Weise als durch eine Flucht ins Gästezimmer auf sie zu reagieren.

Im Verlauf eines Monats steigerte er langsam die Dauer, die er im gemeinsamen Bett verbrachte. Er berichtete mir, die ersten Nächte, in denen er sich stundenweise im gemeinsamen Bett aufgehalten habe, seien entsetzlich gewesen und er habe es kaum abwarten können, in die Sicherheit des Gästezimmers zurückzukehren. Doch nach einigen Wochen sei ihm aufgefallen, dass die Symptome nicht mehr so sehr im Vordergrund standen und verblassten im Vergleich mit der Bedeutung, die es für ihn hatte, bei seiner Frau im Bett zu liegen. Diese Erkenntnisse habe er genutzt, um sich zu motivieren, und nachdem er einen Monat lang geübt habe, sei er seit Jahren wieder zum ersten Mal neben seiner Frau aufgewacht.

In die Gänge kommen

Das Ankurbeln am Morgen kann für Ihren Tag ebenso hilfreich sein wie das Runterkommen für die Nacht. Ihre Haut der Sonne auszusetzen, sagt Ihrer inneren Uhr, dass es an der Zeit ist, die Melatoninproduktion einzustellen und mit der Cortisolproduktion zu beginnen. Es ist der chemische Startschuss für Ihren Tag und zugleich der Countdown Ihres Gehirns bis zum nächsten Schlaf. Falls Sie morgens nur schwer in die Gänge kommen, könnte Ihnen eine regelmäßige Morgenroutine helfen, die in der Nacht aufgestauten Emotionen zu entschärfen, die sonst nur Ihr Partner, Ihre Kinder oder ahnungslose Kollegen bei der Arbeit abbekämen.

Was normale Schläfer tun, um in die Gänge zu kommen

Am Morgen werden normale Schläfer:

- Aus dem Bett aufstehen – meist um die gleiche Zeit, egal, ob an Wochentagen oder am Wochenende.
- Die Vorhänge öffnen, das Licht anstellen, duschen, das Radio oder den Fernseher anstellen.
- Ein gesundes Frühstück zu sich nehmen, eine Tasse Kaffee oder Tee trinken, ein wenig Sport treiben, die Kinder für die Schule fertig machen, zur Arbeit gehen usw.

Die Morgenroutine, um in die Gänge zu kommen, basiert auf gesundem Menschenverstand und ist das, was die meisten guten Schläfer tun. Doch leider verliert man, wenn man nicht geschlafen hat, nur allzu leicht den persönlichen Rhythmus. Viele Personen mit Schlafstörungen verzichten auf eine solche Morgenroutine, nur um bis zum letzten Augenblick im Bett liegen bleiben zu können und dann ohne Frühstück zur Arbeit zu hetzen. Unglücklicherweise ist ein derart chaotischer Tagesbeginn ein falscher Taktgeber für den Tag und für die darauffolgende Nacht und somit Bestandteil des Teufelskreises.

Suchen Sie sich Ihre ganz persönliche Morgenroutine, die zu

Ihnen und Ihrem Leben passt. Wenn Sie am Wochenende gerne länger im Bett liegen bleiben wollen, um mit Ihrem Partner zu schwatzen, die Zeitung zu lesen, dort zu frühstücken oder mit Ihren Kindern zu spielen, dann tun Sie es, denn so fördern Sie eine gute Beziehung zu Ihrem Bett.

Sobald sich Ihr Vertrauen in Ihre natürliche Fähigkeit zu schlafen verbessert, können Sie Ihre Morgenroutine auch schon ein wenig flexibler gestalten. Beispielsweise wird es Ihren Schlaf-Wach-Zyklus nicht durcheinanderbringen, wenn Sie ab und an an den Wochenenden eine Stunde länger im Bett bleiben. Ein Problem entsteht erst dann, wenn Sie zum wiederholten Mal den Morgen nutzen, um Ihren Schlafmangel auszugleichen.

Tag

Während des Tages wach zu sein, erhöht Ihren natürlichen Schlaftrieb. Dennoch ist für Schlaflose die Müdigkeit am Tag eine große Herausforderung. Es folgen ein paar praktische Ansätze, die Ihnen helfen, tagsüber wach zu bleiben und den Schlaf bei Nacht zu fördern.

Was normale Schläfer während des Tages tun

Viele normale Schläfer nutzen als Maßnahme gegen Müdigkeit mitten am Tag einen kurzen Mittagsschlaf, um ihre Batterien aufzuladen und trotzdem in der Nacht gut zu schlafen. So wie auch ein übermüdetes Kleinkind nicht in den Schlaf findet, so wird es auch einem müden und zugleich aufgedrehten Schlaflosen nicht gelingen. Deshalb vermag ein kurzer Mittagsschlaf das Zuviel an Müdigkeit zu mindern, unerwünschte Ängste zu entschärfen und die rasenden Gedanken in Vorbereitung auf die bevorstehende Nacht zu bremsen.

ÜBUNG: Das Drei-Schritte-Nickerchen des normalen Schläfers

Wenn Sie diese Übung machen, dann, davon sind wir überzeugt, werden Sie feststellen, dass der Schlaf rasch kommt.

- Wählen Sie einen Zeitpunkt, am besten nach dem Mittagessen oder am frühen Nachmittag, um ein zehn- bis zwanzigminütiges Nickerchen zu machen. Verzichten Sie darauf, nach 15 Uhr zu schlafen.
- Suchen Sie sich einen ruhigen, dunklen und bequemen Ort, an dem Sie nicht gestört werden, und legen oder setzen Sie sich dorthin.
- Schließen Sie die Augen und gestatten Sie es sich, in die Phase des stillen Wachens einzutreten. Sollten Ihre Gedanken nicht zur Ruhe kommen, dann nutzen Sie die Zeit, um die Übung zum achtsamen Atmen zu machen. Falls Sie fürchten, vielleicht zu lange zu schlafen, dann stellen Sie sich einen Wecker.
- Falls Sie sich mehr oder weniger sicher sind, dass Sie doch nicht einschlafen werden, machen Sie sich keine Sorgen. Verzichten Sie auf das Schlafen als Ziel und nutzen Sie die Gelegenheit, das Ausharren im stillen Wachen zu üben. Es geht darum, wertvolle Ruhe zu finden, nicht unbedingt darum, zu schlafen.

Entscheidend ist es, nicht länger als zwanzig Minuten am Tag zu schlafen, denn sonst schwächen Sie Ihren Schlaftrieb. Außerdem fühlt man sich nach einem zeitlich begrenzten Schlaf am

Nachmittag nicht so benebelt, wie wenn man am Tag aus dem Tiefschlaf aufwacht.

Sollten Sie schwanger sein oder gerade erst ein Baby bekommen haben oder unter einer ernsten Krankheit leiden, dann sind die Anforderungen an Ihren Energiehaushalt größer und rechtfertigen zusätzlichen Schlaf: Ein vollständiger Neunzigminutenzyklus wäre angemessen. Sorgen Sie dafür, dass Sie Ihren zusätzlichen Stress wieder abbauen, und arbeiten Sie dann daran, sich einen neuen tragfähigen Schlaf-Wach-Zyklus aufzubauen, sobald Ihre Gesundheit wiederhergestellt ist.

Aktiv sein und leben

Wenn man während des Tages wirklich müde ist, dann kann der Drang, sich einfach zusammenzurollen und der Welt schlafend zu entkommen, manchmal übermächtig sein. Sich auf diese Weise zurückzuziehen, kann hilfreich sein, insbesondere dann, wenn Sie sich krank fühlen oder eine Erkältung ausbrüten.

Zu anderen Zeiten ist es vielleicht hilfreicher, trotz aller Müdigkeit aktiv zu sein und das eigene Leben weiter voranzubringen. Wenn Sie nach dem Mittagessen einen zwanzigminütigen Spaziergang machen, kann das sehr belebend sein und Ihnen durch den Tag helfen. Das natürliche Tageslicht stimuliert Ihre Wachheit, und die Bewegung setzt Endorphine frei, die Ihre Stimmung aufhellen. Um diesen Effekt zu erreichen, müssen Sie keinen Marathon laufen, sondern lediglich Ihr Gehirn informieren, dass Sie lieber mit Ihrem Leben weitermachen wollen, als sich auszuruhen.

Hilfreiche Schlafgewohnheiten

Der überwiegende Teil der Ihnen vorgeschlagenen Aktivitäten beruhte auf der Vorstellung, dass zu akzeptieren, was man nicht ändern kann, wie etwa Ihre Gedanken, Emotionen und Ihre Schlaflosigkeit. Jedoch ist es auch hilfreich, die Dinge zu verändern, die man ändern kann, wenn Sie sich dadurch auf natürlichen Schlaf zu bewegen.

Also konzentrieren wir uns in diesem Abschnitt auf die Veränderungen, die Sie in Ihrer Lebensweise vornehmen können und die hilfreich für Ihr Schlafverhalten sind.

Schlafhygiene

Mit «Schlafhygiene» wird die Kontrolle über alle jene Aspekte Ihrer Umgebung und Ihrer Lebensweise bezeichnet, die sich potenziell negativ auf die Qualität Ihres Schlafs auswirken könnten. In der traditionellen Schlafberatung wird dieser Bereich in aller Gründlichkeit abgedeckt, folglich werde ich Ihnen hier nur einen kurzen Überblick geben.

Forschungsergebnisse haben gezeigt, dass der Schlaf besser wird, wenn Ihr Schlafzimmer kühl, sauber, bequem, leise und dunkel ist. Eine gesunde Lebensführung hat sich ebenfalls als hilfreich erwiesen, was erklärt, warum in jeder Arztpraxis gleich zu Beginn darauf hingewiesen wird. Ein fester Bestandteil einer solchen Anfangsberatung ist der vernünftige Hinweis darauf, dass Sie für ein abgedunkeltes Schlafzimmer, viel Bewegung und einen weitgehenden Verzicht auf stimulierende Getränke (Koffein) sorgen sollten. Doch wenn Sie wie die Mehrheit meiner Klienten sind, die an Schlafstörungen leiden, dann haben Sie alle diese Ratschläge bereits berücksichtigt und schlafen trotzdem schlecht. Ich mache gegenüber meinen Klienten oft die scherzhafte Bemerkung, dass sie vermutlich die besten nur denkbaren Schlafzimmer haben und zu den gesündesten Menschen zählen, die ich kenne, allein aufgrund der Veränderungen, die sie vorgenommen haben, um endlich einmal eine Nacht durchschlafen zu können.

Falls Sie noch keine Veränderungen vorgenommen haben, dann entspannen Sie sich – vielleicht ist es gar nicht notwendig. Veränderungen sind noch keine Garantie für eine Verbesserung des Schlafes, und eine zwanghafte Beschäftigung mit ihnen kann zum Bestandteil des Problems werden. Entscheidend ist, dass Sie das tun, was besserem Schlaf dient, und damit meine ich, dass Sie Veränderungen in Ihrem Schlafzimmer und in Ihrem Lebensstil nur dort vornehmen sollten, wo sie wirklich erforderlich sind. Alle hier weitergegebenen Informationen sollen Ihnen einen ausgewogenen Überblick über die vielen hilfreichen Schlafgewohnheiten geben, über die immer wieder diskutiert wird, und Ihnen bei der Entscheidung helfen, wo Sie für sich die Auseinandersetzung mit diesen Fragen beenden wollen.

Schlafzimmerumgebung

Licht

Licht spielt eine wichtige Rolle bei der Regulierung unseres Schlaf-Wach-Zyklus, und am besten schlafen wir, wenn es dunkel ist. Zwar muss es im Zimmer nicht so dunkel sein, dass man keine Hand mehr vor Augen sieht, doch können gute Vorhänge, Jalousien oder eine Augenmaske, insbesondere in den Sommermonaten, gute Dienste leisten. Hilfreich kann es außerdem sein, überflüssiges künstliches Licht, etwa von LED-Uhren und Geräten mit Stand-by-Leuchten, zu beseitigen.

Temperatur

Am besten schlafen wir in einer kühlen Umgebung mit idealerweise siebzehn bis neunzehn Grad Celsius. Temperaturen darüber und darunter können Ruhelosigkeit bewirken und Ihren Schlaf stören.

Falls Ihnen in der Nacht sehr heiß ist, Sie sehr schwitzen oder Hitzewallungen ausgesetzt sind, dann bedenken Sie, dass es Ihre Reaktion ist, mit der Sie festlegen, welchen Einfluss die Umstände auf Ihren Schlaf nehmen. Sie verschlimmern nur die Situation, wenn Sie sich im Bett ständig von einer Seite auf die andere wälzen, die Decke abschütteln und zurückholen, aus dem Bett aufstehen und sich wieder hinlegen. Wenn Sie die Empfindung von Hitze in Ihrem Körper und die wenig hilfreichen Gedanken in Ihrem Geist objektiv beobachten und achtsam begrüßen, werden sie zwar nicht verschwinden, aber es wird sie auch nicht verstärken.

SCHLAF-FAKTEN

Ihr Körper verfügt innen und außen über Millionen von Sensoren, die Ihr Gehirn unablässig über Ihr Befinden auf dem Laufenden halten. Ihre Augen und Ohren ermöglichen es Ihnen, Dinge in Ihrer Umgebung zu sehen und zu hören. Tast- und Temperatursensoren in Ihrer Haut helfen Ihnen zu spüren, wie sich Ihre Kleidung anfühlt, egal, ob Ihnen heiß oder kalt ist. Dehnungs- und Schmerzrezeptoren in Ihrer Muskulatur liefern Ihnen Feedback über Ihre Position und Ihr Schmerzniveau.

Alle diese Informationen werden an das Wachzentrum Ihres Gehirns, an das retikuläre Aktivierungssystem gesandt. Falls es sich um eine große Menge von Informationen handelt, dann erreicht Ihre Wachsamkeit und Wachheit eine entsprechend hohe Ebene.

Das erklärt, warum es hilfreich ist, die Augen zu schließen und sich in einem dunklen, ruhigen, kühlen und bequemen Raum aufzuhalten, wenn man schlafen möchte, denn auf diese Weise verringert man die Sinnesreize, die Ihr Gehirn verarbeiten muss, und nähert sich dem Schlaf.

Betten und Matratzen

Machen Sie sich, ohne deshalb zwanghaft zu werden, bewusst, dass die Bequemlichkeit Ihres Bettes eine Rolle für die Qualität Ihres Schlafs spielen kann, insbesondere, wenn Sie Ihr Bett teilen. Ist genug Platz vorhanden? Dann ist die Wahrscheinlichkeit geringer, durch die Bewegungen des Bettpartners geweckt zu werden.

Die Wahl von Decke und Kissen kann sich ebenso auf die Schlafqualität auswirken wie die Matratze. Letztlich entscheiden Sie, und Sie müssen durch Ausprobieren herausfinden, was Ihren Vorstellungen entspricht.

Auch Ihre Nachtkleidung kann sich auf Ihren Komfort auswirken. Zu empfehlen sind locker sitzende Schlafanzüge und Nachthemden, die weder den Bewegungsspielraum noch die Atemfreiheit einengen.

Geräusche

Geräusche sind möglicherweise ein Fluch für Sie, wenn Sie an Schlaflosigkeit leiden. Sie können die Schlafprobleme sowohl auslösen als auch aufrechterhalten. In den Phasen leichten Schlafs sind vielleicht nur das leise Öffnen einer Tür oder schleichende Schritte durch das Zimmer erforderlich, um Ihren Schlaf zu unterbrechen. Das bedeutet, dass das Schnarchen des Partners, feiernde Nachbarn, schreiende Babys, bellende Hunde, hupende Autos, abhebende Flugzeuge oder sogar das morgendliche Vogelkonzert Ihren Schlaf stören können. Am leichtesten lässt sich all dies kontrollieren, indem man Ohropax verwendet.

Dennoch gibt es ein paar Dinge, die bedacht werden müssen. Ersten, blenden Ohrstöpsel zwar alle äußeren Geräusche aus, doch die ungewohnte Stille macht Ihnen möglicherweise die inneren Geräusche wie etwa das Schlagen Ihres Herzen bewusster. Und zweitens lassen Sie es nicht zu, dass sie zu einem Hilfsmittel werden, auf das Sie, wenn Sie schlafen wollen, nicht mehr verzichten können. Es ist außerordentlich wichtig, dass Sie Ohropax nur verwenden, wenn Sie es wirklich brauchen.

Lebensstilgewohnheiten

Koffein

Koffeinhaltige Substanzen sind in der klassischen Schlaftherapie mit das Erste, worauf man verzichten muss, wenn Schlaflosigkeit ein Problem ist. Doch ich meine, das ist nicht allgemein notwendig, sondern nur dann, wenn jemanden sehr stark auf Koffein reagiert. In diesem Fall allerdings ist es Unfug, Kaffee zu trinken, wenn man unter Schlaflosigkeit leidet.

Entscheidend ist es, ein Gleichgewicht zu finden. Konsumieren Sie nur so viel Kaffee, wie Sie für Ihr Lebensgefühl brauchen und es Ihrem Schlaf nicht schadet. Wenn Sie zur Gänze auf Koffein verzichten, dann ist das wieder etwas, das Sie tun, um Ihre Schlaflosigkeit in den Griff zu bekommen, was den Schlaf auf ein Podest stellt, Ihre Ängste vermehrt und Ihr Ziel in weite Ferne rückt. Wenn Sie andererseits aber große Mengen Kaffee konsumieren, um Ihre schlafmangelbedingte Müdigkeit in den Griff zu bekommen, dann wird sich das auf jeglichen Schlaf auswirken, den Sie tatsächlich erreichen können. Es ist vermutlich klüger, nicht mehr als zwei oder drei Tassen insgesamt zu trinken und es am frühen Nachmittag (also nach dem Mittagessen) gut sein zu lassen. Falls Sie später noch ein warmes Getränk zu sich nehmen möchten, dann wählen Sie aus einem der zahlreichen Kräutertees aus oder probieren Sie es mit entkoffeiniertem Kaffee, auch wenn Sie darauf gefasst sein sollten, dass auch darin noch immer kleine Mengen Koffein enthalten sind.

SCHLAF-FAKTEN

Adenosin ist eine Substanz, die sich während jeder Wachstunde im Gehirn aufbaut und im Laufe des Tages vermutlich ihren Beitrag zu Ihrem stetig wachsenden Schlaftrieb leistet. Es hat die Aufgabe, Ihr Nervensystem langsam herunterzufahren, und daher scheint es naheliegend, dass es für die Schläfrigkeit verantwortlich ist, die im Laufe des Tages noch zunimmt.

Koffein wirkt auf Adenosin wie ein Gegenspieler, und das bedeutet, es nimmt dem Adenosin im Gehirn die Gelegenheit, seine Aufgabe zu erfüllen. Deshalb sorgt das zentrale Nervensystem für Beschleunigung, sobald man eine Tasse Kaffee oder Tee getrunken hat. Zu hoher Kaffeekonsum zu spät am Tag kann den Schlaftrieb erheblich verringern und Schlaf in weite Ferne rücken.

Alkohol

Das gelegentliche Glas Wein am Abend kann eine schöne Sache sein. Wer jedoch Schwierigkeiten mit dem Schlafen hat, der wird meist rasch dazu aufgefordert, auf Alkohol zu verzichten. Doch der vollständige Verzicht auf Alkohol ist wieder ein aktiver Versuch, Schlaf herbeizuführen, und fördert die Angst vor dem Schlafen. Wie beim Koffein ist es auch beim Alkohol besser, ein gutes Maß zu finden und die Fakten zu verstehen. Alkohol fördert Entspannung und Schläfrigkeit, doch wenn er vor dem Schlafengehen in zu großer Menge konsumiert wird, bewirkt er flachen und gestörten Schlaf, anormale Träume und nicht selten frühes Erwachen am Morgen.

Der Körper braucht eine Stunde, um eine Alkoholeinheit zu verstoffwechseln. Das bedeutet, wenn Sie das übliche Glas Wein zum Abendbrot gegen 19 Uhr trinken, hat der Alkohol Ihr System gegen 21 Uhr 30 verlassen und wird sich folglich kaum auf Ihren Schlaf auswirken. Falls Sie sehr stark auf Alkohol reagieren oder Ihr Stoffwechsel langsam ist, kann der Prozess länger dauern. Also lassen Sie sich nicht davon abhalten, das gelegentliche Glas Wein zu trinken, wenn es Ihr Wohlbefinden steigert. Sollten Sie allerdings regelmäßig mehr als ein oder zwei Gläser am Abend trinken, dann könnte der Alkoholgehalt Ihres Blutes während der Schlafenszeit zu einem Problem werden. Den Alkoholkonsum auf ein verträgliches Maß zu reduzieren, könnte Ihrem Schlaf wie auch auf lange Sicht Ihrer Gesundheit dienen.

Viele meiner Schlaflosigkeitspatienten haben Alkohol als Einschlafhilfe genutzt und damit ihre rasenden Gedanken zum Schweigen oder ihre Angstgefühle unter Kontrolle gebracht. Zwar existieren diese Zusammenhänge tatsächlich, doch bewirken sie einen wenig stärkenden Schlaf, und Sie erwachen am nächsten Morgen unausgeschlafen oder sogar verkatert. Die hinzukommenden gesundheitlichen Implikationen bedeuten, dass Alkohol keine langfristige Lösung darstellt. Falls Sie jetzt meinen, ohne Alkohol nicht schlafen zu können, dann besteht die Lösung darin zu lernen, den Drang nach Alkohol auszuhalten, wie es in Woche 3 vorgeschlagen wurde. Sollten Sie das Problem nicht alleine in den Griff bekommen, dann müssen Sie mit Ihrem Hausarzt sprechen.

Nikotin

Rauchen wird häufig zur Stressbewältigung eingesetzt, deshalb rauchen schlafgestörte Menschen gerne noch eine Zigarette, bevor sie ins Bett gehen oder sogar mitten in der Nacht, wenn sie aufwachen. Zwar mag Ihnen Rauchen ein Gefühl von Ruhe und Entspannung geben, doch tatsächlich wirkt Nikotin stimulierend und weckt Sie folglich auf.

Am besten wäre es natürlich, das Rauchen einzustellen. Doch wenigstens sollten Sie vier Stunden vor dem Schlafengehen keine Zigarette mehr rauchen und auf nächtliches Rauchen vollständig verzichten.

Cannabis

Cannabiskonsum bewirkt Schläfrigkeit, und viele empfinden es als entspannendes und hilfreiches Mittel zum Einschlafen. In Wahrheit scheint sich jedoch Cannabis ungünstig auf die morgendlichen Schlafphasen auszuwirken, den Schlaf zu fragmentieren und morgendliche Müdigkeit hervorzurufen. Außerdem bewirkt Cannabiskonsum möglicherweise Verfolgungswahn – nicht gerade hilfreich, wenn der Geist bereits übermüdet ist und vor sorgenvollen Gedanken überkocht.

Sport

Während des Tages körperlich aktiv zu sein, lockert die Muskulatur und ermüdet den Körper – zwei Faktoren, die guten Schlaf fördern können, es aber nicht zwangsläufig tun. Manche meiner Klienten sind abends fast ganze Marathons gelaufen, nur um ausreichend müde zu werden, und lagen zwar körperlich erschöpft, aber geistig hellwach trotzdem die ganze Nacht wach. Wie bei vielen Lebensstilgewohnheiten spielt auch hier die Intention die entscheidende Rolle. Wenn Sie Sport treiben, weil es Ihnen Freude macht und gesund ist, dann kann sich dies auch auf Ihr Schlafen positiv auswirken. Doch wenn hinter der Aktivität die Intention steht, besser schlafen zu können, dann setzen Sie sich damit nur noch mehr unter Druck, vergrößern Ihre Ängste und schieben den Schlaf, ohne es zu wollen, weiter von sich fort.

Setzen Sie sich das Ziel, jeden Tag für zwanzig Minuten an der frischen Luft spazieren zu gehen. Es ist erstaunlich, wie auch nur ein kurzer Spaziergang die Endorphinausschüttung fördern und Ihre Stimmung heben kann und außerdem noch gut für Ihre Gesundheit ist. Wenn Ihnen mehr Zeit zur Verfügung steht, dann treiben Sie wenigstens dreimal die Woche für eine halbe Stunde Sport und sorgen Sie dafür, dass Ihre Atemfrequenz und Ihre Herzfrequenz steigen und Sie ein bisschen ins Schwitzen geraten. Falls eine schlechte Nacht hinter Ihnen liegt und Ihnen der Sinn nicht nach Sport steht, dann ist es dennoch empfehlenswert, sich zu überwinden, weil Sie sich hinterher besser fühlen. Aber Sie müssen es auch nicht gleich übertreiben; seien Sie einfach aktiv und in Bewegung. Sportliche Betätigung am Morgen und am Nachmittag zeigt die beste Wirkung. Doch jeder reagiert anders, und daher sollten Sie ausprobieren, was bei Ihnen am besten funktioniert.

Ernährung

Eine gesunde Ernährung versorgt den Körper mit allen wichtigen Nährstoffen und mit Energie, fördert Wachstum und Heilung und allgemein gute geistige Gesundheit und Wohlergehen. In der Schlafberatung werden Nahrungsmittel empfohlen, die das schlaffördernde Hormon Melatonin enthalten oder die Aminosäuren Tryptophan und Serotonin, die der Körper verwendet, um Melatonin herzustellen. Zu den sogenannten schlaffördernden Nahrungsmitteln gehören Kürbiskerne, Mandeln, Tofu, Hühnchen, Truthahn, Salat, Mais, Bananen, Tomaten, Reis, Kartoffeln und Pasta. Zwar trifft es zu, dass diese Nahrungsmittel die erwähnten Bestandteile enthalten, doch in so kleinen Mengen, dass sie nur sehr geringen Einfluss auf Ihren Schlaf nehmen werden und vermutlich eher weitere Angst vor dem Schlafen bewirken, wenn sie nicht die gewünschte Wirkung zeigen.

Ihre Zeit und Ihre Bemühung sind besser investiert, wenn Sie beides nutzen, um kurz vor dem Zubettgehen Speisen zu vermeiden, die den Schlaf stören, und wenn Sie Ihre Nahrungsaufnahme vor dem Schlafen beschränken. Wenn Sie vor dem Zubettgehen Süßigkeiten essen, dann senken Sie Ihren Blutzucker und wachen in der Nacht möglicherweise auf, weil Sie Hunger haben. Das Gleiche gilt natürlich für Schokolade. Auch schwere, starkgewürzte Speisen oder Käse zu spät am Abend wirken sich ungünstig auf Ihren Schlaf aus. Bei großen Mahlzeiten unmittelbar vor dem Zubettgehen gehen Sie das Risiko ein, dass Sie die Nacht über mit Verdauen beschäftigt sind und deshalb nicht schlafen können. Essen Sie abends, lange genug bevor Sie sich hinlegen, leichte und gesunde Speisen. Falls Sie zur Zubettgehzeit noch Appetit haben, dann helfen ein Naturjoghurt, eine Banane oder ein paar Löffel Müsli, damit Sie bis zum Morgen durchhalten.

Schlechter Schlaf und Müdigkeit wirken sich auf die Hormone aus, die für die Regulierung von Appetit und Sättigungsgefühl zuständig sind. Das ist vermutlich die Erklärung dafür, dass Sie, wenn Sie müde sind, immer Lust auf Süßigkeiten oder größere Portionen haben. Solche Gelüste wahrzunehmen, ihnen aber nicht nachzugeben, ist folglich äußerst wichtig.

Viele meiner Klienten wachen außerdem mitten in der Nacht

auf, weil sie Hunger haben; also gehen sie nach unten, um etwas zu essen und das Problem zu lösen. Sicherlich kann das funktionieren, doch wenn Sie wiederholt eine Extramahlzeit zu sich nehmen, werden Sie bald an Gewicht zulegen. Außerdem besteht die Gefahr, dass Ihr Gehirn sich darauf einstellt, Sie nachts zu wecken, damit Sie Ihre zusätzliche Mahlzeit zu sich nehmen können. Solche Konditionierungen bringen wenig hilfreiche Überzeugungen mit sich wie etwa: «Ich kann so lange nicht schlafen, wie ich meine Mitternachtsmahlzeit nicht zu mir genommen habe», und dies wiederum führt zu einer verkrampften Beziehung zum Schlaf.

Nachts wird nicht gegessen, und so ist es vollkommen normal, Hunger zu haben, nur dass wir es, weil wir normalerweise schlafen, gar nicht bemerken. Falls dies ein Problem für Sie sein sollte, dann werden Ihnen die Übungen in Woche 2 und 3 helfen, Ihren Hunger kennenzulernen, und sich von dem Bedürfnis zu befreien, mitten in der Nacht dagegen vorzugehen.

Gesundheit

Ihre Gesundheit spielt für Ihren Schlaf eine wichtige Rolle, deshalb ist es hilfreich, wenn Sie alles dafür tun, um sie sich zu erhalten. Wie wir in Woche 1 gesehen haben, kann Schlaflosigkeit das Symptom einer Reihe anderer mentaler und körperlicher Krankheiten sein wie beispielsweise von Depression, Ängsten, chronischen Schmerzen, Arthritis, Krebs, Herz-Kreislauf-Erkrankungen, chronischer Erschöpfung, Tinnitus oder sogar bei anderen Schlafstörungen wie Schlafapnoe oder Restless-Legs-Syndrom. Falls Sie unter einer dieser Krankheiten leiden, ist es zwingend erforderlich, dass Sie sich medizinische Hilfe suchen und sich behandeln lassen, während Sie diesem Programm folgen.

WOCHE 5 UND DARÜBER HINAUS ◉ LEBEN

... bei Tag voll da sein und bei Nacht gut schlafen

«Doch wer sich vor den Dornen fürchtet,
der möge die Finger von der Rose lassen.»

ANNE BRONTË

Diese Woche, in der abschließenden Phase des Programms, wollen wir:

- Pläne machen für den Rest Ihres Lebens, da das bestmögliche Leben zu leben beim Schlafen hilft.
- Vollständig in die Welt zurückkehren, um genau das Leben zu führen, das man sich wünscht, statt alle Kraft in einem endlosen Kampf gegen die Schlaflosigkeit zu verpulvern.
- Lernen, wie man guten Schlaf beibehält, indem man ruhig auf wiederkehrende Schlafprobleme reagiert, genauso wie jeder normale Schläfer es tun würde.

FALLGESCHICHTE: Patricia und ihr eingeschränktes Leben

Patricia fing an, schlecht zu schlafen, sobald sie nach Ihrem Universitätsabschluss die erste Stelle antrat. Sie beschrieb, wie sie sich seit damals – der Beginn ihrer Berufstätigkeit liegt mittlerweile drei Jahre zurück – ohne Unterlass abmühte, die Ursache für ihren schlechten Schlaf zu finden. Sie machte ihre Schlaflosigkeit dafür verantwortlich, ihr Leben zu ruinieren, und erzählte, dass sie hilflos hatte dabei zusehen müssen, wie die Freiheiten in ihrem Leben immer weniger wurden.

Ihren ersten Arbeitsplatz hatte Patricia gekündigt, weil sie vermutete, dass der Stress ihr Problem verursachte. Sie beendete ihre Beziehung, weil sie nicht schlafen konnte, wenn ihr Freund da war, und weil sie umso schlechter schlief, je mehr sie stritten. Sie zog zurück in ihr Elternhaus, weil sie dort immer gut geschlafen hatte und weil es dort auf dem Land ruhiger war als in der Stadt. Sie hörte auf, sich abends mit ihren Freunden zu treffen, weil sie fürchtete, es könnte sich auf ihren Schlaf auswirken. Und da sie außerdem alle Empfehlungen für Menschen mit Schlafproblemen berücksichtigte – keine alkohol- oder koffeinhaltigen Getränke konsumierte und bestimmte Nahrungsmittel nur zu bestimmten Zeiten aß –, war jedes Ausgehen eine echte Herausforderung. Sie versuchte, sich mit Sport müde zu machen, gab es jedoch schließlich auf, weil es nicht funktionierte und sie nur noch wacher zu machen schien.

Stattdessen brachte Patricia nun fast den ganzen Tag damit zu, über ihr Schlafverhalten nachzudenken, und sie verwendete die gesamte Energie ihres Wachseins, was auch die meisten Nächte mit einschloss, darauf, eine Antwort auf die alles entscheidende Frage zu finden, warum sie nicht schlafen konnte.

Als sie zu mir kam, war sie mental und körperlich vollkommen erschöpft. Sie war verzweifelt, einsam, depressiv und überzeugt, dass bei ihr Hopfen und Malz verloren waren und sie nie wieder würde richtig schlafen können. Sie schilderte eindringlich, wie ihr alles, was ihr in ihrem Leben etwas bedeutete, nach und nach abhandengekommen war und wie die Schlaflosigkeit ihr Leben ruiniert hatte.

In unserer ersten Sitzung erklärte ich ihr, dass alle ihre Anstrengungen, mit ihrem schlechten Schlaf und den damit einhergehenden Schmerzen fertigzuwerden, zwar vollkommen normal, aber auch Teil des Problems seien. Ich führte ihr vor Augen, dass sie zwar ihre Schlaflosigkeit für alles, was geschehen war, verantwortlich machte, in Wahrheit jedoch ihre Angst vor ihrer Schlaflosigkeit und ihre fortgesetzten Versuche, die Oberhand über sie zu gewinnen, sie daran gehindert hatten, ein Leben zu führen, wie sie es sich wünschte. Ich machte ihr klar, dass sie sich selbst im Weg stand und dass sie, wenn sie bereit sei, sich ihren Ängsten zu stellen, ein Leben führen könnte, wie sie es sich vorstellte, und zugleich ihr Gehirn wieder an das Schlafen gewöhnen würde.

Das Leben wiederbeleben

Die meisten Schlaflosen haben ihr Leben stark eingeschränkt, um ihre Schlaflosigkeit in den Griff zu bekommen. Patricia ist ein extremes Beispiel, dennoch haben Sie vielleicht ein paar ihrer Maßnahmen wiedererkannt.

Während Ihr Sichtfeld sich immer weiter darauf verengt, Ihre Schlafprobleme loszuwerden, verlieren Sie aus dem Blick, was Ihnen eigentlich im Leben wichtig ist, oder stellen es wenigstens vorübergehend hintenan in der Hoffnung, bald wieder normal schlafen zu können. Ein Leben zu führen mit dem Ziel, die Schlaflosigkeit loszuwerden, ist kein Leben, denn Sie isolieren sich, setzen sich unter Druck und erzeugen künstlich Ängste, die Ihre Schlaflosigkeit nur noch weiter verschlimmern.

Wenn Sie so verzweifelt sind, dass Sie alles versuchen, nur um schlafen zu können, dann gerät Ihr Leben immer weiter ins Hintertreffen, und Ihr Krieg gegen die Schlaflosigkeit verschlingt schon bald Ihre ganze Kraft. Ihr logisch denkendes, auf Problemlösung orientiertes Gehirn findet, alles, was man tun kann, um Schmerz und Leid zu lindern, lohnt sich.

Wenn Sie also mit Freunden ausgehen und die ganze Zeit damit zubringen, auf die Uhr zu sehen, sich Sorgen machen, ob Sie werden schlafen können, und zu dem Schluss kommen, dass es damit wohl nichts wird, dann ist die offensichtliche Lösung, solche zusätzlichen «Anforderungen» lieber zu vermeiden. Oder wenn Sie in Anbetracht des gemeinsamen Bettes nichts anderes als die Frage beschäftigt, ob Ihr Partner Ihren Schlaf wohl mit seinen Geräuschen und Bewegungen stören wird, dann erscheint der Umzug ins ruhige Gästezimmer die offensichtliche Lösung.

Egal, wie das Szenario auch im Einzelnen aussehen mag, Ihrem Gehirn fallen angesichts solcher Unannehmlichkeiten immer nur Handlungen ein, mit denen es die Situation kontrollieren oder vermeiden kann.

Diese Art der Schmerzvermeidung ist nicht auf die Schlaflosigkeit beschränkt. Wir alle treffen in unserem Leben Entscheidungen gegen Dinge, nur um dem Schmerz, den sie uns

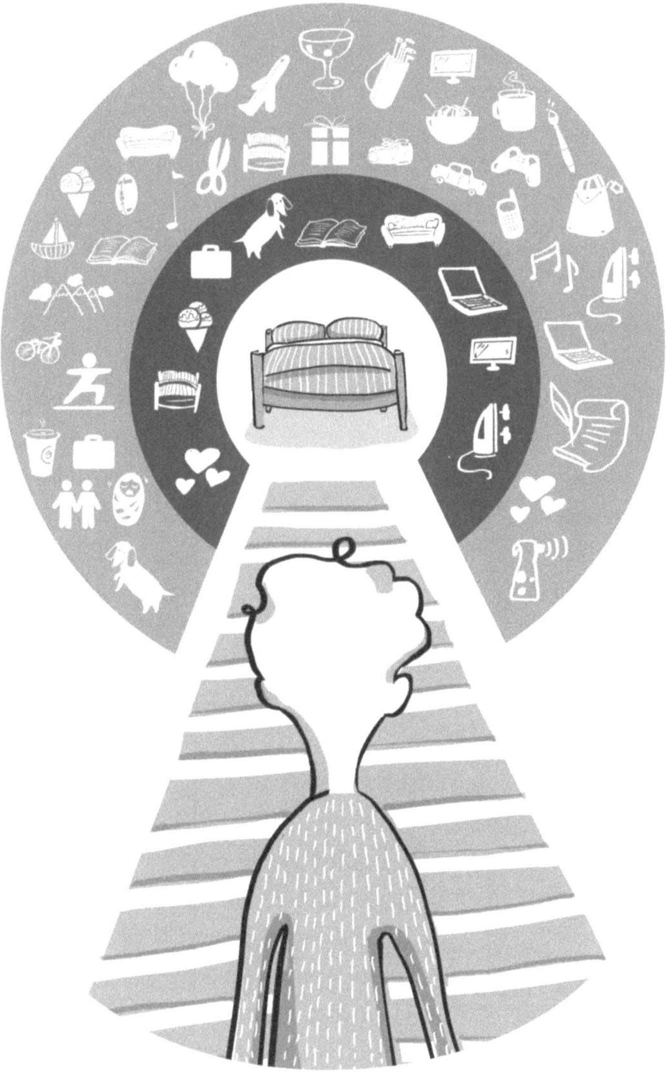

Wie die Schlaflosigkeit Ihr Leben einengt

vielleicht zufügen könnten, aus dem Weg zu gehen: Wir verzichten auf das interessante Bewerbungsgespräch, um den Stich der Ablehnung nicht spüren zu müssen, wir beenden eine vielversprechende Beziehung, bevor sie ernst wird, um uns das Herz nicht brechen zu lassen, oder geben eine gut angelaufene Diät auf, weil wir den Schmerz des Hungers nicht ertragen wollen.

Zwar erscheint es Ihrem Verstand absolut sinnvoll, Unannehmlichkeiten möglichst aus dem Weg zu gehen, denn es will Sie ja vor Schmerz und Leid schützen, doch die Wirkung ist nur kurzlebig.

Wenn Sie nicht bereit sind, gelegentlich Zurückweisung, Ängste, ein gebrochenes Herz, körperlichen Schmerz und Hunger zu erdulden, dann werden Sie nie das Leben führen, das Sie sich wünschen. Ein Leben ohne Unbehagen und Schmerz ist kein Leben. Das eine gibt es nicht ohne das andere. Wirklich leben kann man nur, wenn man bereit ist, Verletzungen und Schmerzen zu ertragen.

Ein den eigenen Vorstellungen entsprechendes Leben zu führen, ist daher die letzte Stufe des Fünf-Wochen-Programms, denn Sie sind zwar bereit, die Existenz Ihrer Schlaflosigkeit anzuerkennen, aber Sie müssen auch die Entscheidung treffen, sich Ihr Leben durch sie nicht ruinieren zu lassen.

Indem Sie sich entscheiden, Ihr Leben, wie Sie es sich vorstellen, mit Ihrer Schlaflosigkeit zu führen statt trotz ihr, nehmen Sie ihr paradoxerweise die Existenzberechtigung, denn Sie haben aufgehört, mit Ihrer Schlaflosigkeit zu ringen. Weniger Kampf bedeutet weniger nächtliches Unter-Dampf-Stehen, weniger verschwendete Energie und daher mehr Kraft und Freiraum, um ein reiches und erfülltes Leben zu führen und damit ganz nebenbei die ohnehin beste Basis für natürlichen Schlaf zu schaffen.

Wir ringen mit der Schlaflosigkeit, weil unser Verstand die Folgen des Nichtschlafens fürchtet und sich ausmalt, wie furchtbar die Wirkung für unser restliches Leben sein wird. Das Problem liegt in unserer Reaktion. Teilweise oder ganz auf Lebenserfüllung zu verzichten, nur damit man die Schlaflosigkeit unter Kontrolle bekommt, um zurück zu einem erfüllten Leben zu finden, ist eine Gleichung, die nicht aufgehen kann und letztlich ein Teufelskreis.

Um gut zu schlafen, addieren Sie in der Gleichung den Verzicht auf ein erfülltes Leben – ausgerechnet das, was Ihre Schlaflosigkeit ja überhaupt erst verursacht hat. Wie paradox es Ihnen auch erscheinen mag, aber wenn Sie nicht bereit sind, das Unbehagen Ihrer Schlaflosigkeit zu ertragen, werden Sie vielleicht niemals mehr gut schlafen.

FALLGESCHICHTE: Fortsetzung

Als Patricia erkannte, wie sie es ihren Ängsten gestattet hatte, mit ihrer Schlaflosigkeit ihr Leben zu dominieren, wurde sie wütend. Sie war fassungslos, dass sie die Situation so hatte außer Kontrolle geraten lassen und dass sie die Vorgänge nicht früher durchschaut hatte. Ihr Drang zu kämpfen war immer weiter angewachsen, und Ihr Verstand hatte sie, wenn sie ihm auch nur die geringste Aufmerksamkeit widmete, sofort und fortdauernd mit Vorwürfen überschüttet. Ich machte ihr klar, dass alle ihre Reaktionsweisen vollkommen normal waren und wie leicht es geschehen kann, dass man im Kampfmodus steckenbleibt, wenn man sich in seiner Existenz bedroht fühlt. Sie erkannte, dass sie selbst entscheiden konnte, welches Verhalten sie an den Tag legen wollte, und dass es ihr wenig einbringen und auch ihrem

Schlaf nicht förderlich sein würde, weiterhin wütend zu sein.

Den Wendepunkt erreichte sie, als sie erkannte, dass sie ihren Kampf mit der Schlaflosigkeit verringern und sich außerdem dem von ihr erträumten Leben annähern würde, indem sie vorsichtig all die Dinge tat, die sie bisher aufgeschoben hatte wie etwa Freunde, einen Partner und eine neue Arbeit finden. Sie würde das Unbehagen, das mit der Schlaflosigkeit einhergeht, akzeptieren lernen müssen, aber sie konnte sich entscheiden, jetzt sofort damit zu beginnen, das von ihr gewünschte Leben zu führen.

Wieder Ihr eigenes Leben führen

Wer unter Schlaflosigkeit leidet, den hört man manchmal sagen: «Wenn ich doch nur endlich meine Schlafprobleme los wäre, dann könnte ich wieder mein eigenes Leben führen!» Sich solche Gedanken zu eigen zu machen, kann dazu führen, dass Sie noch sehr lange warten müssen oder, was noch schlimmer wäre, nie an den Punkt gelangen, an dem Ihr eigenes Leben endlich beginnen kann. Falls Sie so empfinden, dann versuchen Sie zu beschreiben, wie dieses andere Leben aussehen könnte und was Sie im Vergleich mit der Gegenwart anders machen würden.

Wie wäre Ihr neues Leben, wenn Sie nicht Ihre ganze Kraft in den Kampf gegen die Schlaflosigkeit investieren müssten? Wenn Sie mehr anstreben könnten als nur guten Schlaf? Wenn Sie mehr Energie hätten, um Ihr Glück zu suchen? Da aber diese Dinge zu unkonkret sind, um das eigene Handeln nach ihnen auszurichten, nachfolgend einige Werte, die mir meine Klienten genannt haben:

- «Ich würde mehr Zeit nur mit meinem Partner zubringen.»
- «Ich würde wieder mit meinem Partner in einem Bett schlafen.»
- «Ich würde mit meinen Kindern spielen.»
- «Ich würde mir einen Partner suchen, den ich lieben und unterstützen kann.»
- «Ich würde joggen, ins Fitnessstudio gehen und mich gesünder ernähren.»
- «Ich würde mehr Zeit mit meinen Freunden verbringen.»
- «Ich würde schwanger werden und eine eigene Familie haben.»
- «Ich würde bei der Arbeit zeigen, was ich kann, damit ich befördert werde.»
- «Ich würde mich auf mein Studium konzentrieren, damit ich meine Prüfungen bestehe.»
- «Ich würde mich mehr in meinem direkten nachbarlichen Umfeld engagieren.»
- «Ich würde häufiger in Kunstausstellungen, ins Theater und ins Kino gehen.»

Sobald Ihnen ein paar eigene Verbesserungen eingefallen sind, fragen Sie sich vielleicht, ob Sie irgendetwas davon nicht auch gleich tun könnten. Die Antwort lautet vermutlich ja, denn tatsächlich gibt es nichts, was Sie davon abhalten könnte, diese Aktivitäten jetzt gleich aufzunehmen. Sie glauben, sie nicht aufnehmen zu können, weil Sie Ihre ganze Kraft Ihrem Kampf gegen die Schlaflosigkeit verschrieben haben. Es stimmt, dass Schlaflosigkeit lähmend wirkt. Andererseits können Sie sich jederzeit, auch wenn Sie den Tiefpunkt erreicht haben, entscheiden, so zu handeln, dass Ihr Leben sich auf neue Werte zu bewegt. Das sind vielleicht nicht die Sprünge, die Sie ersehnt haben, doch auch kleine Schritte bringen Sie weiter voran und sind allemal besser, als wenn Sie in Ihren Schlafproblemen verharren.

Tätig werden

Wenn es Ihnen ernst damit ist, wieder Ihr eigenes Leben führen zu wollen, dann ist es jetzt an der Zeit, aktiv zu werden. Denken Sie darüber nach, was Sie in den nächsten vierundzwanzig Stunden tun könnten, das Sie dem näher bringt, was Ihnen in Ihrem Leben wichtig ist, und tun sie es. Denken Sie daran, je mehr kleine Schritte, umso besser.

Simsen Sie einer Freundin, um sich mit ihr zum Kaffeetrinken zu verabreden, gehen Sie mit Ihrem Liebsten zum Essen aus, statten Sie noch vor der Arbeit dem Fitnessstudio einen Besuch ab, kehren Sie zurück in das gemeinsame Bett mit Ihrem Partner, nehmen Sie mittags eine gesunde Mahlzeit zu sich, spielen Sie mit Ihren Kindern im Park, sehen Sie sich im Kino einen Film an, helfen Sie Ihrem Nachbarn, unterschreiben Sie den Vertrag bei der Partnervermittlung im Internet oder vereinbaren Sie Ihre Teilnahme bei einem Kurs. Nehmen Sie sich vor, jeden Tag wenigstens eine hilfreiche Sache zu tun und führen Sie darüber Tagebuch.

Aktiv zu werden, kann man damit vergleichen, dass man den ersten Dominostein umwirft und dann der automatisch folgenden Serie kleiner Ereignisse zuschaut. Vermutlich sind Sie inzwischen sehr gut darin, schlecht zu schlafen, weil Sie immer wieder Ihre schlechten Angewohnheiten wiederholt haben. Sie sind im Begriff, jetzt genau das Gleiche zu tun, nur diesmal verhelfen Ihnen Ihre Handlungen dazu, wieder ganz und gar Ihr eigenes Leben zu führen und ein großartiger Schläfer zu werden.

«Wenn ich nach meinen eigenen Werten lebe, habe ich etwas, woran ich mich festhalten kann. Ich habe das Gefühl, etwas geleistet zu haben, wenn ich an einer Veranstaltung teilnehme, zu der ich mich früher nicht getraut hätte. Außerdem ist mir klargeworden: Je mehr ich unternehme, desto mehr Selbstvertrauen entwickle ich. Schließlich geht es um mein Leben, und ich will das Drehbuch dazu eigenhändig schreiben.»

FRAN, GROSSBRITANNIEN

FALLGESCHICHTE: Fortsetzung

Patricia erkannte, wie sehr Ihre Schlaflosigkeit an Ihrem Selbstvertrauen genagt hatte. Sie erzählte, dass sie früher extrovertiert gewesen war und immer bereit, eine Herausforderung anzunehmen, doch nun zweifelte sie schon bei kleinen Aufgaben daran, dass sie sie bewältigen würde. Sie fühlte sich hin- und hergerissen, weil sie einerseits wirklich ein Leben führen wollte, wie sie es sich vorstellte, doch andererseits an ihrer Fähigkeit zweifelte, die selbstgestellte Aufgabe zu meistern. Ich erklärte ihr, dass sich viele meiner Klienten anfangs so fühlen. Wenn man über lange Zeit darauf verzichtet hat, das eigene Leben in die Hand zu nehmen, dann kommt man sozusagen aus der Übung. Plötzlich fühlt man sich bereits von alltäglichen Dingen wie zur Arbeit zu fahren, die Kinder zu beaufsichtigen oder sich mit Freunden zu verabreden überfordert. An diesem Punkt kann es verlockend sein, davonzulaufen und sich zu drücken, aber man weiß genau, dass dies der falsche Weg wäre.

Jeden Tag wählte Patricia von dem, was ihr wichtig war, etwas aus, was sie auch wirklich tat, und es fiel ihr von Mal zu Mal leichter. Als ich ein paar Monate später mit ihr sprach, erzählte sie mir von ihrer Erkenntnis, dass ihr geringes Selbstwertgefühl auch nur ein weiterer Passagier in ihrem Bus sei, den sie nicht besonders möge, aber dass sie darüber entscheiden dürfe, ob sie ihn mitfahren lasse oder nicht. Diese Erkenntnis veranlasste sie dazu, ihr Leben wieder selbst in die Hand zu nehmen, und sie entdeckte, dass jeder noch so kleine Schritt in die richtige Richtung ihr Selbstvertrauen wachsen und ihren Schlaf besser werden ließ.

«Misserfolge sind Fingerzeige auf dem Weg zum Erfolg.»

C. S. LEWIS

Wenn die Schlaflosigkeit zurückkehrt

Sobald Sie dieses Programm durchgearbeitet haben, sind Sie auf dem besten Weg zurück zu gutem Schlaf. Sie sind mental wach, fühlen sich fokussiert und selbstbewusst und sind sogar glücklich mit Ihrem Leben. Körperlich fühlen Sie sich leicht, energiegeladen und bereit, jede physische Herausforderung anzunehmen, die sich Ihnen stellt. Ihr Leben ist ziemlich gut, auf jeden Fall besser als zu Zeiten Ihrer Schlaflosigkeit. Ob Sie nun eine Nacht, eine Woche oder einen Monat lang gut schlafen, jedenfalls haben Sie das Gefühl, dass der Knoten geplatzt ist und Ihre schlaflosen Nächte vorüber sind.

Dann, eines Nachts, liegen Sie plötzlich wieder wach. Ihr Geist sucht nach Wegen, Ihre Schlaflosigkeit zu bekämpfen und möglichst schon im Frühstadium unter Kontrolle zu bekommen. Sie wissen, welchen Genuss es bedeutet, wieder normal zu schlafen, und Sie sind bereit, alles dafür zu tun, damit es so bleibt. Aus Verzweiflung beginnen Sie, um Ihren Schlaf zu kämpfen und sich vor den Ankömmlingen zu drücken, die nach und nach auftauchen. Ihr Herz beginnt zu hämmern, in Ihrem Bauch bildet sich ein Knoten, Ängste überfallen Sie, und Ihr denkender Verstand rechnet Ihnen vor, was Sie zu verlieren haben, falls der schlechte Schlaf zurückkehrt. Es scheint so, als ob Ihr normaler Schlaf sich verflüchtigt hat und Ihre Schlaflosigkeit wieder da ist. Aber Moment mal: Nur weil Sie gelernt haben, wieder normal zu schlafen, heißt das noch nicht, dass Sie immun sind gegen Schlafprobleme. Das ist schließlich auch ein normaler Schläfer nicht.

FALLGESCHICHTE: Fortsetzung

Innerhalb weniger Monate verbesserte sich Patricias Schlaf erheblich, und sie fing wieder an, ihr Leben nach ihren Vorstellungen zu führen. Deshalb fasste sie den Entschluss, in den Urlaub zu fahren, was sie viele Jahre lang vermieden hatte, um nicht die Kontrolle über ihren Schlaf zu verlieren. Sie flog in die USA und verbrachte mit ihren Freunden dort wunderbare Ferien. Doch bei ihrer Rückkehr litt sie, wie die meisten Menschen, ein wenig unter Jetlag und wurde nachts wach. Der Schock, nachts wach zu liegen, ließ sofort eine Welle sabotierender Gedanken über sie hereinbrechen und sie sich ausmalen, dass alles wieder so sein würde wie zuvor. Am schlimmsten war jedoch, dass die Gedanken ihre alten Ängste und Panikgefühle zurückkehren ließen. Nur zu verständlich, dass das das Letzte war, was sie wollte, und sie fühlte sich überwältigt von dem Drang, wieder die Oberhand über ihren Schlaf zu erlangen. Früh am nächsten Morgen rief sie mich an, um mir alles zu berichten und dass sie auf gar keinen Fall zurück in die Schlaflosigkeit wolle. Sie sagte, dass sie alles, was sie bei mir gelernt habe, probiert, aber nichts geholfen habe.

Da wusste ich, dass Patricia in die Falle der Schlafsabotage getappt war, was vielen meiner Klienten passiert, wenn sie wieder einmal schlecht schlafen. Ich erklärte ihr, dass das, was sie erlebte, vollkommen normal sei und dass ihr auf den Jetlag zurückzuführendes Wachsein alle ihre alten Ängste ausgelöst habe. Als ich sie bat, mir zu erläutern, was sie damit meine, wenn sie sage, nichts habe geholfen, erkannte sie, dass sie in ihrer Verzweiflung die bei mir erlernten Hilfsmittel ungewollt dazu eingesetzt hatte, um die Kontrolle über ihren Schlaf zurückzugewinnen, statt um ihre Schlaflosigkeit zu akzeptieren. Letztlich hatte sie die ganze Nacht lang unglaubliche Mengen an Energie verbraucht, statt einfach nur als Folge des Jetlags wach zu sein. Dieser Vorfall machte Patricia bewusst, wie leicht es war, sich wieder auf das alte Ringen mit dem Schlaf einzulassen, vor allem, wenn man glaubte, die Herausforderung gemeistert zu haben. Außerdem erkannte sie, dass sie tief in ihrem Inneren noch immer Angst vor der Gegenwart ihrer Schlaflosigkeit hatte und wie schwer es ihr fiel, sie als Bestandteil ihres Lebens zu akzeptieren.

Ihr Gehirn erinnert sich an Ihre Schlaflosigkeit

Denken Sie daran: Ihr Gehirn ist eine Denkmaschine, die ständig Informationen miteinander verknüpft, um mit ihrer Hilfe die Ereignisse in der Gegenwart oder Zukunft vorherzusehen.

Wie wir bereits in Woche 1 gesehen haben, hat es auch Nachteile, einen derart auf Problemlösung orientierten Verstand zur Verfügung zu haben. Man braucht nichts weiter zu tun, als den projizierten Schlaflosigkeitsgeschichten des Verstandes Glauben zu schenken und entsprechend zu handeln, und schon liegt man nächtelang wach. Diesen Prozess zu begreifen, ist nicht nur entscheidend, wenn man zu natürlichem Schlaf zurückfinden will, wir müssen ihn auch ständig im Hinterkopf behalten, wenn wir einen Rückfall verhindern wollen.

Wissen Sie noch, wie wir in Woche 1 darauf hingewiesen haben, dass eigentlich jeder auf dem Planeten an irgendeinem Punkt in seinem Leben die eine oder andere schlaflose Nacht erlebt? Auslöser wie Probleme bei der Arbeit, Streit in der Familie, finanzielle Sorgen, Jetlag oder auch nur eine Erkältung reichen aus, um kurze Schübe von Schlaflosigkeit zu bewirken. Doch das Schlafmuster der meisten Menschen kehrt zur Normalität zurück, sobald der Stress bewältigt ist, denn das Gehirn hat zunächst einmal keinen Grund, diese Rückkehr zu verhindern.

Für diejenigen, die ihre Schlaflosigkeit überwinden, trifft das nicht immer zu, denn ihr Gehirn hat Mühe, zwischen einer normalen, schlecht geschlafenen Nacht und der Rückkehr der Schlaflosigkeit zu unterscheiden. Zwar würde Ihr normaler Schub schlechten Schlafs sich nach ein paar Tagen erledigen, aber Ihr Gehirn kann nicht anders und muss die unvermeidliche Frage stellen: «Was ist, wenn meine Schlaflosigkeit zurückkehrt?» Ihr Gehirn stellt diese Frage nicht aus Böswilligkeit oder Schadenfreude, sondern weil es auf die bewegte Geschichte Ihres Schlafmusters zugreift und mit ihrer Hilfe mögliche Risiken für die Zukunft aufzeigen will.

Ihr Gehirn wird sich immer an die Geschichte Ihres schlechten Schlafs erinnern, und deshalb ist Ihr Risiko, nachts schlecht zu schlafen, immer größer als bei Menschen, die nie zuvor unter Schlaflosigkeit gelitten haben.

Manchmal reicht die Möglichkeit schlechten Schlafs bereits aus, um Schlaflosigkeit auszulösen. Wenn zum Beispiel Ihre ursprüngliche Schlaflosigkeit durch Probleme bei der Arbeit oder durch eine Schwangerschaft ausgelöst wurde, dann kann die Rückkehr dieser Situation neuerlich ein Auslöser sein. Es kann sogar vorkommen, dass Ihr gutes Schlafen Sie an frühere Schlafschwierigkeiten erinnert und die Schlaflosigkeit zurückkehren lässt.

Ich habe erlebt, dass Klienten ihre Sitzungen in der Sleep School abgesagt haben, um nur ja nicht über schlechten Schlaf nachdenken zu müssen und damit womöglich ihre «gute Phase» zu gefährden. Leider, und das wissen Sie ja, bleibt Ihnen immer genau das erhalten, was Sie loswerden wollen, und wenn Sie sich von der Angst vor der Rückkehr Ihrer Schlaflosigkeit vereinnahmen lassen, erhöhen Sie nur die Wahrscheinlichkeit, dass genau das geschieht, wovor Sie Angst haben.

Wie Sie handeln, sobald eine schlaflose Nacht, und sei sie nur vorgestellt, am Horizont auftaucht, entscheidet darüber, ob Sie die Möglichkeit, dass Ihre chronische Schlaflosigkeit zurückkehrt, verstärken oder verringern. Wenn Sie sich deshalb Sorgen machen, dann blättern Sie zurück zu Woche 2 und 3 und erinnern sich daran, wie Sie dieser Tatsache die verdiente Anerkennung zollen können, ohne ihr zu große Aufmerksamkeit zu schenken und sie damit ungewollt zu verstärken. Verhalten

Sie sich wie jemand, der normal schläft, und betrachten Sie es als einmaligen Ausrutscher.

Bevor Sie verzweifeln und glauben, alles sei verloren und es damit sinnlos, noch weiter zu lesen, erinnern Sie sich lieber daran, dass Ihre Erfahrungen mit schlechtem Schlaf in der Vergangenheit nicht zwangsläufig bedeuten, dass Ihnen Schlaflosigkeit auch in der Zukunft blüht. Erinnern Sie sich lieber daran, dass, wer schon einmal gebissen wurde, mit seinem Verhalten gegenüber Hunden bestimmt, wie stark die konditionierte Reaktion ausfällt und wie lange sie fortdauert. Wenn Sie also allen Hunden aus dem Weg gehen, dann haben Sie zwar den kurzfristigen Vorteil, in der jeweiligen Situation keine Angst haben zu müssen, doch gehen Sie das Risiko ein, langfristig vor Hunden Angst zu haben. Sind Sie hingegen bereit, doch wieder in Kontakt zu Hunden zu treten und zu lernen, dass nicht alle Hunde gefährlich sind, dann verschwindet Ihre Angst mit der Zeit fast völlig. Nur wenn Sie für die Möglichkeit, dass schlechter Schlaf zurückkehren könnte, offen sind, gelangen Sie zurück zu gutem Schlaf.

FALLGESCHICHTE: Fortsetzung

Patricia schilderte, dass allein schon der Gedanke «Was ist, wenn der schlechte Schlaf zurückkommt?» wie ein Türöffner wirkte und alle anderen unerwünschten Gäste einließ. Mit einem Mal bildete sich in Ihrem Bauch ein Knoten der Angst, ihr Herz raste, ihre Muskeln verkrampften sich, und in ihr wuchs der Drang übermächtig an, sich vor allen diesen Ankömmlingen zu verschließen. Je mehr sie sich mühte, die unerwünschten Gefühle wieder loszuwerden, desto farbenfroher erging sich ihr Verstand in der Beschreibung all der Katastrophen, die nun ihr Leben unerträglich machen würden. Sie beschrieb, wie machtlos sie sich fühlte und zugleich wie außerstande, auf das Gegenankämpfen zu verzichten.

Als ich erfuhr, wie Patricia die ganze Nacht lang mit ihrem Schlaf gekämpft hatte, und spürte, wie frustriert sie darüber war, bat ich sie, im Geiste noch einmal in diese Nacht zurückzukehren. Nur sollte sie dieses Mal alles, was sich gezeigt hatte, laut, objektiv und geordnet beschreiben. Ich leitete sie in ihrer Suche an, indem ich ihr Stichworte mit entsprechenden Fragen gab: «Wer (welches Gefühl) zeigte sich dir?», «Wo in deinem Körper spielte sich das Ganze ab?», «Wie verhielten sich deine Emotionen?», und so weiter. Diese Technik war ihr wohlvertraut, und es bereitete ihr keine Mühe, vom Gas zu gehen und alles genau wahrzunehmen.

Später beschrieb sie den Unterschied zwischen ihrem Verhalten in der Nacht und ihrem Verhalten jetzt, hinterher. Sie erkannte sofort, dass sie in der Hitze des Augenblicks keinerlei Akzeptanz hatte aufbringen können und alles getan hatte, um ihre Schlaflosigkeit wieder loszuwerden. Es überraschte sie, wie sehr sie in die Sabotagefalle getappt war und wie ihre Weigerung, die Schlaflosigkeit zuzulassen, ihre Panik, Frustration und Wachheit noch vergrößert hatte. Ich erklärte ihr, dass es, wenn sie sich ihren guten Schlaf bewahren wollte, entscheidend war, sich für das Erleben der Sabotage zu öffnen.

Wirksam handeln

Ruhig zu bleiben und die gelegentliche schlechte Nacht zu akzeptieren, ist ein entscheidender Bestandteil guter Schlafpflege und der letzte Baustein für dauerhaften guten Schlaf. Schlaflose,

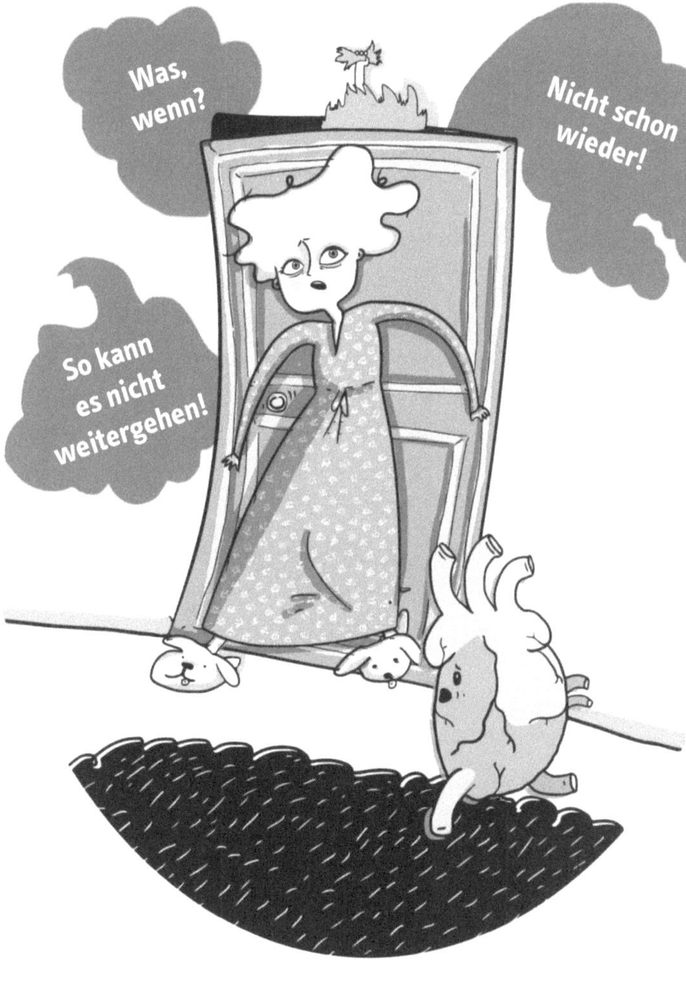
Was, wenn?
Nicht schon wieder!
So kann es nicht weitergehen!

Die Rückkehr schlechten Schlafs

die eine langfristige Genesung erreichen, sind bereit, auf jegliches Ringen um Schlaf zu verzichten und stattdessen die Reaktionen ihres Körpers und Geistes auf die Schlaflosigkeit wahrzunehmen und zu akzeptieren. Sie erkennen, dass der Kampf gegen die Schlaflosigkeit nicht nur anstrengend, sondern auch aussichtslos ist. Sie begreifen, dass eine schlechte Nacht nicht die Rückkehr ihrer Schlafschwierigkeiten bedeuten muss. Falls Sie bereits ein erneutes Wiederauftreten schlechten Schlafs erlebt haben und es achtsam vorübergehen lassen konnten, dann gratulieren Sie sich selbst, da dies ein entscheidender Mosaikstein für Ihre Genesung ist. Sie machen gute Fortschritte. Je mehr Übung Sie darin haben, Ihre Reaktionen auf schlechten Schlaf achtsam wahrzunehmen und vorüberziehen zu lassen, umso weniger Macht erlangen sie über Sie und umso näher kommen Sie Ihrem Ziel, wieder ein normaler Schläfer zu werden.

Wie Sie mit der Rückkehr Ihrer Schlaflosigkeit umgehen, sollte sich durch nichts davon unterscheiden, wie Sie bisher mit Ihrer Schlaflosigkeit umgegangen sind. Nachfolgend eine kurze Zusammenfassung des Programms, die für Sie bei Bedarf leicht auffindbar ist.

Akzeptieren

Einer der am weitesten verbreiteten Gründe für die Rückkehr der Schlaflosigkeit ist abnehmende Bewusstheit. Wenn Sie langsam immer besser schlafen und sich nicht mehr alles in Ihrem Leben um das Einschlafen dreht, dann kann Ihnen Ihre eingeübte Achtsamkeit leicht entgleiten.

Immer wieder bekomme ich zu hören: «Ach, es lief doch alles so gut, da dachte ich, dass ich nicht mehr so viel üben muss.» Das stimmt, Sie müssen nicht mehr jeden Tag stundenlang üben, doch ein wenig Üben, indem Sie bei einem Spaziergang auf Ihre Sinneswahrnehmungen oder Ihren Atem achten, kann ausreichen, um Sie vor der nächsten Blockierung zu bewahren. Alles, was Sie in diesem Buch lernen, handelt davon, dass Sie sich bewusst machen, auf welche Weise Sie Ihrem Schlaf in die Quere kommen, und nicht davon, dass Sie Ihren Schlaf unter Ihre Kontrolle bekommen. Sanftes Üben hilft Ihnen zu spüren, was sich in Ihrem Leben ereignet, noch während es sich ereignet, und gibt Ihnen die Chance, Ihre Reaktionen rechtzeitig zu wählen, noch bevor sie sich Ihrem Schlaf in den Weg stellen.

Die Schulung zur Achtsamkeit ist für alle Bereiche Ihres Lebens hilfreich. Wenn Ihnen beispielsweise in einem Gespräch auffällt, dass Ihre Gedanken abschweifen, weil sie sich mit der Frage beschäftigen, ob Sie wohl in der kommenden Nacht gut schlafen werden, dann können Sie Ihre Aufmerksamkeit zurück auf das Gespräch lenken. Gleiches gilt für ein Meeting, einen Besuch im Fitnessstudio, im Theater oder beim Fernsehen: Sie wollen präsent sein, damit Sie das, was Sie tun, voll auskosten können. Sollten Ihnen die Wahrnehmungsübungen nicht mehr geläufig sein, dann kehren Sie zurück zu Woche 2.

Begrüßen

Indem Sie die eintreffenden Gedanken, Emotionen, Körperempfindungen und Bedürfnisse willkommen heißen, schaffen Sie in sich Platz für sie. Ihre Begrüßung ist gekennzeichnet von Ihrer Bereitschaft, sie zu spüren, anzunehmen und mit ihnen zu spielen. Durch dieses Verhalten informieren Sie Ihr Gehirn auf eindrucksvolle Weise darüber, dass Sie sich sicher fühlen. Folglich müssen Sie weniger kämpfen, um sie zu vermeiden, zu verändern oder loszuwerden, Sie wecken sich seltener auf, sparen

Ihre kostbare Energie und können sich darauf konzentrieren, Ihr Leben so zu führen, wie Sie es sich vorstellen.

Aufbauen

Es hat wenig Sinn, ein Haus errichten zu wollen, ohne zuvor für ein solides Fundament zu sorgen; ebenso sinnlos ist es, an der Verbesserung Ihres Schlafs zu arbeiten, wenn Sie nicht zuvor ein starkes Schlafmuster entwickeln, auf dem Ihr Schlaf gedeihen kann.

Damit ist gemeint, dass Sie für sich die Grundlage schaffen und herausfinden, welche Schlafdauer und welches Timing für sie am besten ist. Wenn man schlecht geschlafen hat, fällt man leicht zurück in alte, wenig hilfreiche Angewohnheiten wie zu langes Im-Bett-Liegen, um Schlaf aufzuholen, obwohl man doch genau weiß, dass man damit seinen Schlaftrieb für die nächste Nacht schwächt und seine innere Uhr durcheinanderbringt. Falls Sie sich nicht daran erinnern, wie genau Ihr Schlafmuster aussehen sollte, dann kehren Sie zurück zu Woche 4.

Wie man sich als normaler Schläfer benimmt

Denken Sie daran, wenn Sie ein normaler Schläfer sein wollen, dann müssen Sie sich auch wie einer verhalten:

- Akzeptieren Sie, dass erst die Arbeit kommt, bevor man sich dem Nichtstun hingeben darf. Ich weiß, das ist frustrierend, aber ich verspreche Ihnen, Sie werden es nicht bereuen.
- Sorgen Sie dafür, dass Sie für sich eine flexible und entspannte Einstellung zum Schlaf finden, mit der Sie Schlaf als einen normalen Bestandteil des Alltags betrachten und nicht als den Angelpunkt der Welt.

- Verzichten Sie auf jegliche Einschlafhilfen, die Sie sich angewöhnt haben.
- Lernen Sie, im Bett zu bleiben und sich auszuruhen, statt mitten in der Nacht aufzustehen. Das ist entscheidend.
- Falls Sie eine Umgebung schaffen wollen, damit der Schlaf kommen kann, achten Sie darauf, dass Sie genug tun, um den Schlaf zu fördern, aber nicht in einem zwanghaften Maß.
- Geben Sie für den Schlaf nicht alles auf – entscheiden Sie sich für eine ausgeglichene Einstellung zum abendlichen Ausgehen und zur Nahrungsaufnahme.

Leben lernen

Nun ist es an der Zeit, zur Abschlussphase des Fünf-Wochen-Programms zu gelangen: zum Leben. Vielen meiner ehemaligen Schlaflosen hat das Programm solchen Aufschwung gegeben, dass sie bei der Arbeit eine Beförderung anstrebten, regelmäßig Sport zu treiben begannen und sich für einen Abendkurs einschrieben in einem Bereich, der sie schon immer interessierte. Sie fühlen sich großartig, weil Ihr Leben sich plötzlich in eine Richtung bewegt, die sie schon immer einschlagen wollten. Bei allen neuen und positiven Impulsen, die Sie vermutlich wahrnehmen, dürfen Sie sich jedoch nicht der Illusion hingeben, dass Ihre Genesung einen geraden Weg geht. Unvorhersehbare Ereignisse werden auftauchen und Sie herausfordern, und dazu gehört auch die gelegentliche schlaflose Nacht.

Andere begreifen die Verbesserung ihres Schlafs als Bestätigung ihrer ursprünglichen Ängste und denken: «Ich wusste, dass diese gute Phase nicht anhalten würde.» Ihnen will es so scheinen, dass sie noch verletzbarer geworden sind, weil sie auf ihr

Herz gehört haben. Und was noch schlimmer ist, sie haben jetzt das Gefühl, viel mehr zu verlieren zu haben und viel tiefer zu fallen, als wenn sie sich weiterhin unter der kuscheligen Decke der Vermeidung versteckt hätten.

Bringen Sie an diesem Punkt die Flexibilität auf, Ihre Pläne vorübergehend anzupassen, statt sie vollständig aufzugeben. So wird es Ihnen möglich sein, mit Ihrer Schlaflosigkeit zurechtzukommen und sie ebenso rasch vorübergehen zu lassen, wie sie gekommen ist. Das könnte beispielsweise bedeuten, dass Sie lieber einen Spaziergang machen, statt Joggen zu gehen, oder eine Freundin lieber anrufen, statt sich mit ihr zu treffen. Wie auch immer, Ihr Leben nach Ihren Vorstellungen zu führen, setzt in Ihnen eine natürliche Leichtigkeit frei, die sich auch auf Ihren Schlaf überträgt. Die Wahrscheinlichkeit, gut schlafen zu können, ist für Sie viel größer, wenn Ihr Gehirn weiß, dass Sie in der Welt sicher sind und Ihnen keine Gefahr droht.

Ich habe mit vielen Schlafgestörten gearbeitet, die ihr Leben vollkommen eingestellt hatten, nur um ihre Schlaflosigkeit zu bekämpfen. In jedem dieser Fälle war der Kampf sinnlos und führte nur zur Verschlimmerung der Schlafprobleme und zu einer traurigen Einengung ihres kostbaren Lebens. Denken Sie daran, Sie können nichts dagegen tun, dass Sie gelegentlich schlecht schlafen, aber Sie haben es in der Hand, wie viel Gewicht Sie Ihrer Schlaflosigkeit beimessen und wie viel von Ihrem Leben Sie dafür opfern. Indem Sie sich eine sanfte, urteilsfreie und akzeptierende Einstellung zum Schlaf zu eigen machen, verringern Sie die Macht, die Schlaflosigkeit über Sie haben kann.

Etwas unternehmen

«Man kann das Pferd zum Wasser führen, aber man kann es nicht zwingen zu trinken», heißt es. Im Verlauf des Programms haben wir herausgefunden, wie Ihre Schlaflosigkeit angefangen hat, haben gelernt, all die unerwünschten Ankömmlinge in Ihrem Geist und Körper wahrzunehmen und zu begrüßen und ein neues Schlafmuster aufzubauen, und herausgefunden, was Sie mit Ihrem Leben anfangen wollen. Doch all dies wird wertlos sein, wenn Sie nicht bereit sind, etwas zu unternehmen. Sie können weiterhin den Ihnen vertrauten Weg der Kontrolle und Vermeidung beschreiten, der Ihnen noch immer verlockend und sicher erscheinen mag, auch wenn er nicht wirklich hilfreich ist. Oder aber Sie entscheiden sich für den neuen Weg der Akzeptanz und Selbstverpflichtung und sind bereit, Ihr Leben inklusive Schlaflosigkeit um Ihres Vorankommens willen so anzunehmen, wie es sich Ihnen in diesem Augenblick darstellt.

Ich hoffe, aus ganzem Herzen, dass Sie sich jetzt ausreichend gerüstet fühlen für diese Schritte in ein Leben, wie Sie es sich vorstellen.

«Seit ungefähr einem halben Jahr arbeitete ich mich mit Erfolg durch das Fünf-Wochen-Programm der Sleep School. Natürlich glaubte ich, es ‹geschafft› zu haben, auch wenn ich mich damit nicht allzu laut brüsten wollte. Ich beschränkte mich darauf, es zu denken. Aber allein schon der Gedanke war großartig, denn mir stand beruflich eine recht anstrengende einwöchige Reise ins Haus und gleich im Anschluss ein besonderer Urlaub. Für beides wollte ich natürlich in bester Form sein, und das bedeutete, dass ich guten Schlaf brauchte.

Als die Zeit näher rückte, nahm der Druck zu. In mir wuchs der Wunsch, meinen perfekten Schlaf, den zu kultivieren ich mir so große

Mühe gegeben hatte, zu schützen und zu bewahren. Als der erwartbare Absturz begann und mein Schlaf sich in Wohlgefallen auflöste, holte ich eines nach dem anderen jedes Werkzeug aus der Kiste, mit dem umzugehen ich zuvor gelernt hatte. Ich probierte alles aus in dem verzweifelten Wunsch, Kontrolle über meinen Schlaf zu erlangen. Und dabei verlor ich ihren eigentlichen Zweck vollkommen aus dem Blick. Das war nichts Neues, es fühlte sich nur neu an, weil es sich um einen Rückfall handelte.

Der ungeduldige Drang, das Problem ‹in den Griff zu bekommen› beherrschte mich, bis ich ganz unten war und mir die Wirklichkeit die Wahrheit um die Ohren schlug, dass ich diesen Kampf niemals gewinnen kann und das Kämpfen deshalb am besten seinlasse. Schließlich gelang es mir, einen Schritt zurückzutreten und die Situation realistisch einzuschätzen. Langsam fing ich wieder an, das ‹Nichtstun› zu üben.»

CHRISTINE, LONDON/GROSSBRITANNIEN

Weiterreise

Wenn Klienten das Programm der Sleep School abschließen, dann sagen sie manchmal, dass sie immer noch Schlaflose sind, aber jetzt wissen, wie man gut schläft. Damit sagen sie viel über ihren Fortschritt, denn das heißt, sie akzeptieren die Tatsache, dass die Schlaflosigkeit Bestandteil ihres Lebens ist, aber erkennen auch, dass sie nicht darüber entscheiden muss, wie sie schlafen und ihr Leben führen. Sie haben auf jedwede Sabotageversuche geschickt reagiert und ihrem Gehirn beigebracht, dass es nicht mehr unter Angriff steht und daher natürlichen Schlaf gefahrlos zurückkehren lassen kann. Der Schlaflosigkeit immer wieder mit achtsamer Akzeptanz entgegenzutreten, reduziert

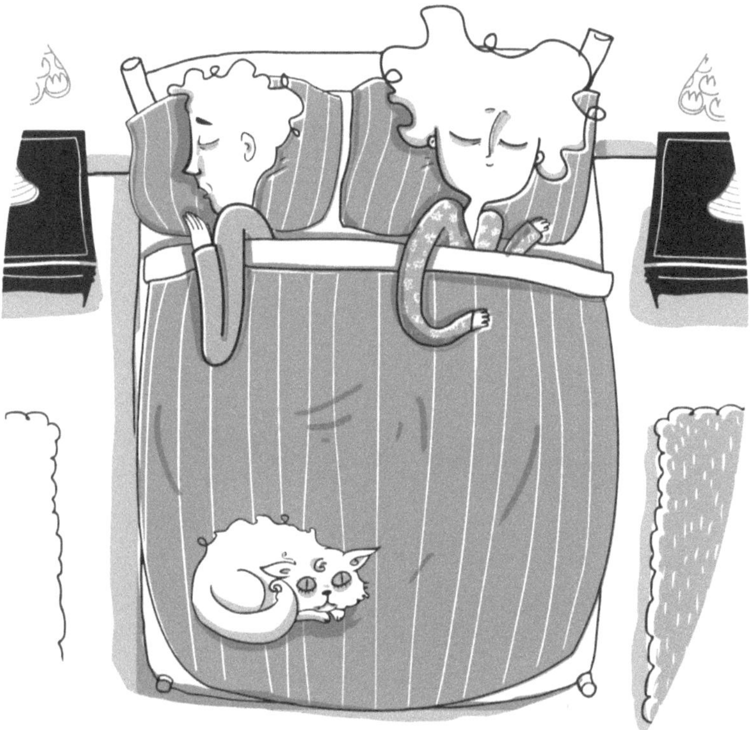

Wir wünschen Ihnen den allerbesten Schlaf

die Häufigkeit und die Macht ihrer Auftritte, bis sie schließlich vollständig zurückgeht.

Falls Sie herausfinden wollen, wie weit Sie es gebracht haben, dann kehren Sie zurück zur Einführung und nehmen den Schlaflosigkeitstest der Sleep School zur Hand, den Sie anfangs ausgefüllt haben, und machen ihn, wenn Sie möchten, noch ein zweites Mal.

NACHWORT

«Ich hielt mein Gehirn für mein wichtigstes Organ –
bis ich bemerkte,
welches Organ mir diese Mitteilung machte.»

EMO PHILIPS

Herzlichen Glückwunsch! Ich hoffe, Sie sind Ihrem Ziel, gut und erholsam zu schlafen, ein ganzes Stück näher gekommen. Bestimmt war dies nicht die leichteste Wegstrecke, die Sie jemals zurückgelegt haben, aber ihr Ziel gehört womöglich zu den erfreulichsten, denn es gibt kaum etwas Besseres, als nach einer guten Nacht erfrischt und ausgeschlafen aufzuwachen.

Im Verlauf des Fünf-Wochen-Programms haben Sie herausgefunden, dass alles Kämpfen um den Schlaf Sie letztlich doch nur wach hält. Indem Sie akzeptieren und achtsam wahrnehmen, was im Verlauf der Nacht in Ihrem Geist und Körper zutage tritt, und es erforderlichenfalls begrüßen, auch wenn Sie es am liebsten bekämpfen würden, haben Sie einen Großteil Ihrer Energie und Lebenslust zurückgewonnen.

Falls Sie dem Programm gefolgt sind, haben Sie ein neues Schlafmuster aufgebaut, das Sie auf natürliche Weise zu sanftem Schlaf führt. Und außerdem haben Sie gelernt, Ihr Leben mehr als je zuvor auszukosten. Die Arbeit mit diesem Buch, das Praktizieren von Achtsamkeit und Akzeptanz, hat Sie und Ihren Körper eher indirekt als gezwungenermaßen auf den richtigen Weg zu gutem Schlaf geführt.

Achtsames Akzeptieren beruhigt Sie; Begrüßen impliziert Sicherheit; der Aufbau eines neuen Schlafmusters schafft ein starkes Fundament; und Leben nach den eigenen Vorstellungen bewirkt Zufriedenheit. All dies sind ausgezeichnete Voraussetzungen für guten Schlaf.

Ihre Aufgabe ist es jetzt, weiterzumachen und Ihr Leben als normaler Schläfer zu führen. Wenn Sie gelegentlich eine Nacht schlecht schlafen, dann heißt das nur, dass Sie jetzt wieder ein normaler Schläfer sind, und eine Nacht bedeutet noch nicht, dass Ihnen erneut chronische Schlaflosigkeit bevorsteht.

Fall Sie nachts doch einmal wieder wach liegen, dann entspannen Sie sich, akzeptieren es und erinnern sich an die Schritte, die Sie in den vergangenen fünf Wochen zurückgelegt haben. Wiederholen Sie alle Bestandteile des Programms, die Ihnen hilfreich erscheinen.

Hier noch eine letzte Checkliste, um sicherzugehen, dass Sie die wichtigsten Schritte abgedeckt haben:

Woche 1. Sie entdecken und begreifen, warum Sie Schlaflosigkeit überhaupt entwickelt haben, und lernen Ihre Risiken, Schlüsselreize, Ankömmlinge und Verstärker kennen.

Woche 2. Der erste Schritt auf dem Weg zu mehr Energie ist es, den Kampf um den Schlaf einzustellen, loszulassen und sich einfach auszuruhen. Bleiben Sie in der Gegenwart, und akzeptieren Sie die Dinge, wie sie sind.

Woche 3. Nutzen Sie die Macht der Begrüßung, indem Sie alles, was in Ihrem Geist und Körper in Erscheinung tritt, hereinbitten.

Woche 4. Verhalten Sie sich wie ein normaler Schläfer und bauen Sie sich einen gesunden Schlaf-Wach-Zyklus auf.

Woche 5. Konzentrieren Sie sich auf Ihr Leben, und Sie werden besser schlafen. Erhalten Sie das Üben aufrecht, damit Sie rasch zurück auf den Weg finden, falls die Schlaflosigkeit Sie noch einmal überfällt.

Wenn Sie jede Woche nach den Angaben des Buches zum Abschluss bringen, dann wird die Wirkung langlebig und stark sein, sowohl auf Ihren Schlaf als auch auf den Rest Ihres Lebens. Wenn Sie, wie die vielen, die dieses Programm bis zum Ende absolviert haben, wieder normal schlafen, dann genießen Sie es – legen Sie sich hin und tun Sie nichts, wie alle normalen Schläfer.

Ich wünsche Ihnen ein langes, glückliches Leben und guten Schlaf.

Sie haben es sich verdient.

Dr. Guy Meadows

Quellen

1) Hayes, S.C., Strosahl, K.D., und Wilson, K.G. (2014), *Akzeptanz- & Commitment-Therapie: Achtsamkeitsbasierte Veränderungen in Theorie und Praxis*. Paderborn: Junfermann.
2) Spielman, A., und Glovinsky, P. (1991), The Varied Nature of Insomnia. In: P. Hauri (Hrsg.), *Case Studies in Insomnia*. New York: Plenum.
3) Burch, Vidyamala (2009), *Gut leben trotz Schmerz und Krankheit: der achtsame Weg, sich vom Leid zu befreien*. München: Arkana.
4) Gross, C.R., u.a., Mindfulness-based stress reduction versus pharmacotherapy for chronic primary insomnia: a randomised controlled clinical trial. *Explore*, New York, 2011, 7 (2): 76–87.
5) Hölzel, B.K., u.a. (2011), Mindfulness practice leads to increases in regional brain gray matter density. *Psychiatry Res.* 30; 121 (1): 36–43.
6) Gold, D.B., und Wegner, D.M., Origins of ruminative thought: trauma, incompleteness, nondisclosure, and suppression, *Journal of Applied Social Psychology*, 1995, 25: 1245–1261.
7) Yoo, S.S., u.a., The human emotional brain without sleep: a prefrontal-amygdala disconnect, *Current Biology*, 2007, 17 (20): 877 f.
8) Walker, M.P., und Stickgold, R., Sleep, memory and plasticity, *Annual Review of Psychology*, 2006, 57: 139–166.
9) Breslau, N., u.a., Sleep disturbance and psychiatric disorders: a longitudinal epidemiological study of young adults, *Biol. Psychiatry*, 1996, (39): 411–418.
10) Lieberman, M.D., u.a., Putting feelings into words: affect labeling disrupts amygdala activity in response to affective stimuli. *Psychological Science*, 2007, 18 (5): 421–428.

Dank

An erster Stelle geht mein Dank an all meine Klienten, von denen ich im Laufe der Jahre so viel gelernt habe. Ich danke außerdem meinem Geschäftspartner Aid für seine Inspiration und sein unermüdliches Engagement in unserem gemeinsamen Projekt «Sleep School». Pola danke ich für ihre wunderbaren Illustrationen und Animationen, dem englischen Verlag Orion und seinem Team, insbesondere Jane, Emma, die an das Potenzial unserer Arbeit geglaubt haben, Jacq für ihre ausgezeichnete redaktionelle Bearbeitung, der ACT-Community, die eine so wunderbare Therapieform entwickelt hat, meiner Mutter, die mir ihre ungebrochene Unterstützung gewährt, Angela, die immer wieder Korrektur gelesen hat, und zuletzt meiner Frau Kathryn für ihre unendliche Liebe, ihre Unterstützung und Ermutigung sowie unseren Kindern Layla und Alfie, die mir so viel über mich beigebracht haben.